Mama- & Baby-Yoga

Allgemeine Hinweise:

Aus Gründen der besseren Lesbarkeit wird bei Personenbezeichnungen die männliche Sprachform verwendet. Gemeint ist sowohl die männliche als auch die weibliche und die diverse Form.

Das vorliegende Buch wurde sorgfältig erarbeitet. Dennoch erfolgen alle Angaben ohne Gewähr. Weder die Autorin noch der Verlag können für eventuelle Nachteile oder Schäden, die aus den im Buch vorgestellten Informationen resultieren, Haftung übernehmen.

Sollte diese Publikation Links auf Webseiten Dritter enthalten, so übernehmen wir für deren Inhalte keine Haftung, da wir uns diese nicht zu eigen machen, sondern lediglich auf deren Stand zum Zeitpunkt der Erstveröffentlichung verweisen.

WO SPORT SPASS MACHT

Maria Eschstruth

Mama & Baby YOGA

Zeit für dich & dein Kind

DTB DEUTSCHER TURNER-BUND

Meyer & Meyer Verlag

Mama- & Baby-Yoga
Zeit für dich & dein Kind

Bibliografische Information der Deutschen Nationalbibliothek
Die Deutsche Nationalbibliothek verzeichnet diese Publikation in der Deutschen Nationalbibliografie; detaillierte bibliografische Details sind im Internet über <http://dnb.d-nb.de> abrufbar.

2. überarbeitete Auflage 2022
Auckland, Beirut, Dubai, Hägendorf, Hongkong, Indianapolis, Kairo, Kapstadt,
Manila, Maidenhead, Neu-Delhi, Singapur, Sydney, Teheran, Wien

Member of the World Sport Publishers' Association (WSPA)

Gesamtherstellung: Print Consult GmbH, München

FSC www.fsc.org MIX Papier | Fördert gute Waldnutzung FSC® C084279

ISBN 978-3-8403-7845-4
E-Mail: verlag@m-m-sports.com
www.dersportverlag.de

Inhalt

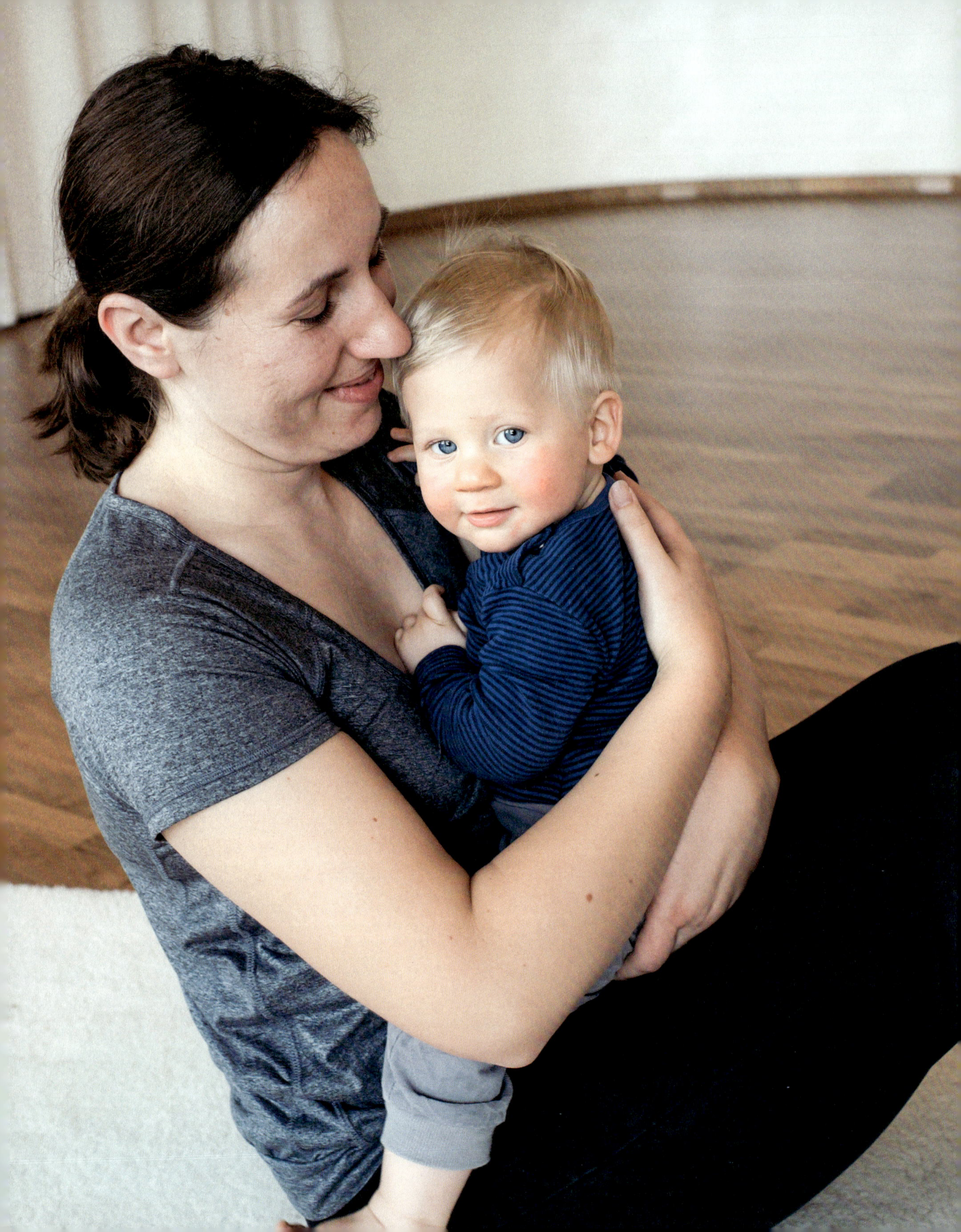

„Durch die Ausrichtung auf Freundlichkeit und andere positive Qualitäten erlangt man deren Kraft.“ [1]

Vorwort

Das Wort *Yoga* kommt aus der alten indischen Gelehrtensprache *Sanskrit*. Es bedeutet: Einheit oder auch Verbindung. Yoga bedeutet also, eine Einheit zwischen Geist und Körper zu bilden, Atem und Bewegung miteinander zu verbinden und so ganz bei sich und im Moment anzukommen. Diese Einheit kann aber auch mit einer anderen Person entstehen, zum Beispiel mit einem Partner. Ganz besonders schön ist es, sich mit dem Körper und Geist seines eigenen Kindes zu verbinden und gemeinsam in eine bewusste Wahrnehmung zu gehen.

In diesem ersten Jahr mit deinem Kind bist du voller Neugier, guter Vorsätze und Hoffnungen. Dich begleiten aber sicherlich auch Zweifel, Angst oder auch mal das Gefühl von Überforderung. All diese Emotionen sind völlig normal und vielleicht sogar wichtig. Schließlich zeigen sie dir deutlich, wie eng du mit deinem Kind verbunden bist. Diese enge Verbindung ist der Grundstein für eure Beziehung, die ihr zwei, also dein Kind und du, den Rest eures Lebens miteinander haben werdet. Yoga kann euch beide dabei unterstützen, eure Beziehung zu festigen.

[1] *Patanjali in Skuban, R. (2011). Patanjalis Yogasutra. Der Königsweg zu einem weisen Leben (3.24). München: Arkana.*

Vor allem du als Mutter oder Vater kannst durch Yoga erlernen, deine Emotionen genau zu betrachten, um sie dann auszugleichen und sie eben nicht auf dein Kind zu projizieren. Jeder kennt diese Augenblicke, in denen ein Neugeborenes beginnt, das Lächeln seines Gegenübers zu imitieren. Aber wie das Lächeln werden auch alle anderen gezeigten Emotionen, wie Wut, Angst, Aggression oder Unverständnis, imitiert. Deshalb ist es gerade für Eltern wichtig, sich bewusst zu machen, wie sie sich ihrem Kind gegenüber verhalten. Durch dein Yoga bringst du regelmäßig Ruhe in deinen Körper und in deinen Geist und kannst so ausgeglichener an deinen Alltag mit dem neuen Familienmitglied herangehen.

Yoga, Ayurveda und die indische Babymassage faszinierten mich, seit ich 2004 das erste Mal durch eine sehr erfahrene Hebamme damit in Kontakt kam. Die Art, wie sie diese mir völlig fremden Rituale in unseren Hebammenberuf integrierte, war für mich etwas ganz Besonderes.

Nach der Geburt meines ersten Kindes fand ich mich dann plötzlich in einem Sportklub in einer Yogastunde wieder und fragte mich mehrfach, warum ich diese verrückten Übungen eigentlich mache. Die Antwort kam mir etwas zeitverzögert am Abend: Weil es sich einfach nur gut anfühlt! So beweglich, frei und entspannt hatte ich mich bis dahin schon lange nicht mehr gefühlt. Ich habe immer viel Sport gemacht und auch die verschiedensten Sportarten ausprobiert, ob Leichtathletik, Wassersport oder diverse Ballsportarten. Spaß gemacht hat mir das meiste davon. Aber eine solche ebenso befreiende wie entspannende Wirkung hatte ich durch die Sportarten noch nicht erfahren.

So widmete ich mich nun regelmäßig dem Yoga, ohne wirklich in Kontakt mit der dahinter stehenden Philosophie zu kommen. Ja, man kann Yoga durchaus vollkommen losgelöst davon üben und dabei feststellen: Die körperlichen Übungen tun einfach unendlich gut.

Erst nachdem ich gefragt wurde, ob ich nicht auch Yoga unterrichten wolle, kam ich Stück für Stück dahinter, dass Yoga etwas viel Größeres ist, als mir bis dahin klar war. Durch meine Ausbildung zur Yogalehrerin durfte ich nun tief eintauchen in das riesige Wissen der alten Yogalehren und begab mich auf einen völlig neuen Weg. Vieles hat sich seitdem für mich verändert. Stress und Hektik empfinde ich nur noch sehr selten.

Besonders die Achtsamkeit für mich selbst und meine Mitmenschen hat in mein Leben Einzug gehalten und mir so einige Türen geöffnet.

Unsere Kinder sind ganz wunderbare Wesen, die auf ihre Art eine große Weisheit besitzen. Ihnen mit Achtsamkeit und Respekt zu begegnen und sie in ihrer Entwicklung so gut wie möglich zu unterstützen, ist ein Aspekt der indischen Babymassage und des Baby-Yoga.

Dieses Buch entstand auf der Grundlage eines Kursformates, das ich zu dieser Zeit angeboten habe. Daher findest du von allen Aspekten Anleitungen, die ich im Kurs je nach Situation und Bedarf angepasst habe. Mir ist bewusst, dass dieses Buch weder einen Babymassagekurs noch einen Yogakurs und erst Recht keine Hebamme ersetzen kann! Aus meiner Arbeit in den Hausbesuchen weiß ich aber auch, dass es manchmal einfach nicht möglich ist, regelmäßig einen Kurs zu besuchen. Und dann müssen Mama/Papa und Baby auch gerade in der Stimmung sein, mitzumachen!

Ich möchte mit diesem Buch dir und deinem Kind den bestmöglichen gemeinsamen Start verschaffen und dir zeigen, wie du mit wenig Aufwand Stress und Hektik aus deinem Leben verbannen kannst. Durch Yoga unterstützt du aktiv die Rückbildungsprozesse im Körper und wirkst Verspannungen und Schmerzen entgegen. Das regelmäßige Üben baut nach und nach deine Muskulatur auf, die dich stützt und aufrecht hält. Du lernst deinen Körper besser kennen und auf deinen inneren Lehrer zu hören. Dein Körper gibt dir jeden Tag deutliche Signale, was er braucht, damit er gut funktionieren kann.

Schenke dir Zeit für dich und schenke deinem Kind Zeit zu zweit! Schalte alle Geräte aus und komme ganz bei dir an. Dieses erste Jahr mit deinem Kind ist etwas ganz Besonderes und es gibt jetzt nichts Wichtigeres, als diese Zeit ganz besonders deutlich und bewusst zu erleben. Genieße es, so oft du kannst!

„Meine Seele ehrt deine Seele. Ich ehre den Ort in dir, an dem sich das gesamte Universum befindet. Ich ehre das Licht, die Liebe, die Wahrheit, die Schönheit und den Frieden in dir. Denn sie sind auch in mir. Indem wir diese Dinge teilen, sind wir vereint, sind wir gleich, sind wir eins. Namasté."

(Mahatma Gandhi)

1

Was ist YOGA?

Was ist Yoga?

Yoga ist eine jahrtausendealte Lehre über Energie und wie wir diese in unserem Körper beeinflussen können. Die *Rishis*, also die *Erleuchteten*, haben durch Selbsterfahrung über eine große Zeitspanne hinweg dieses Wissen erlangt und an ihre Schüler weitergegeben.

Interessant ist, dass die Lehre des Yoga große Ähnlichkeit aufweist mit der Energielehre der Traditionellen Chinesischen Medizin und auch mit der bei uns unbekannteren Energielehre Jin Shin Jyutsu aus Japan. Beschrieben werden Energiebahnen, *Nadis*, die in unserem Körper verlaufen, aber so feinstofflich sind, dass sie von der Medizin bis heute nicht darstellbar sind.

Die wichtigsten Energiezentren in unserem Körper liegen entlang unserer Wirbelsäule und werden aufsteigend von unten nach oben benannt. Sie heißen *Chakren*. Jedes einzelne Chakra steht für bestimmte Qualitäten von Körper und Geist.

- Das **erste Chakra** heißt ***Muladhara***, ***Wurzelchakra***, und steht für unseren Antrieb, zu überleben und uns zu erden.
- Das **zweite Chakra** heißt ***Svadhistana***, ***Sakralchakra***, und steht für das Fühlen und die Fortpflanzung.
- Das **dritte Chakra** heißt ***Manipura***, ***Solarplexuschakra***. Es steht für das Handeln, den Tatendrang in uns und unser inneres Feuer.
- Das **vierte Chakra** heißt ***Anahata***, ***Herzchakra***. Es steht für unser Herz und den Kontakt mit uns und unseren Mitmenschen.

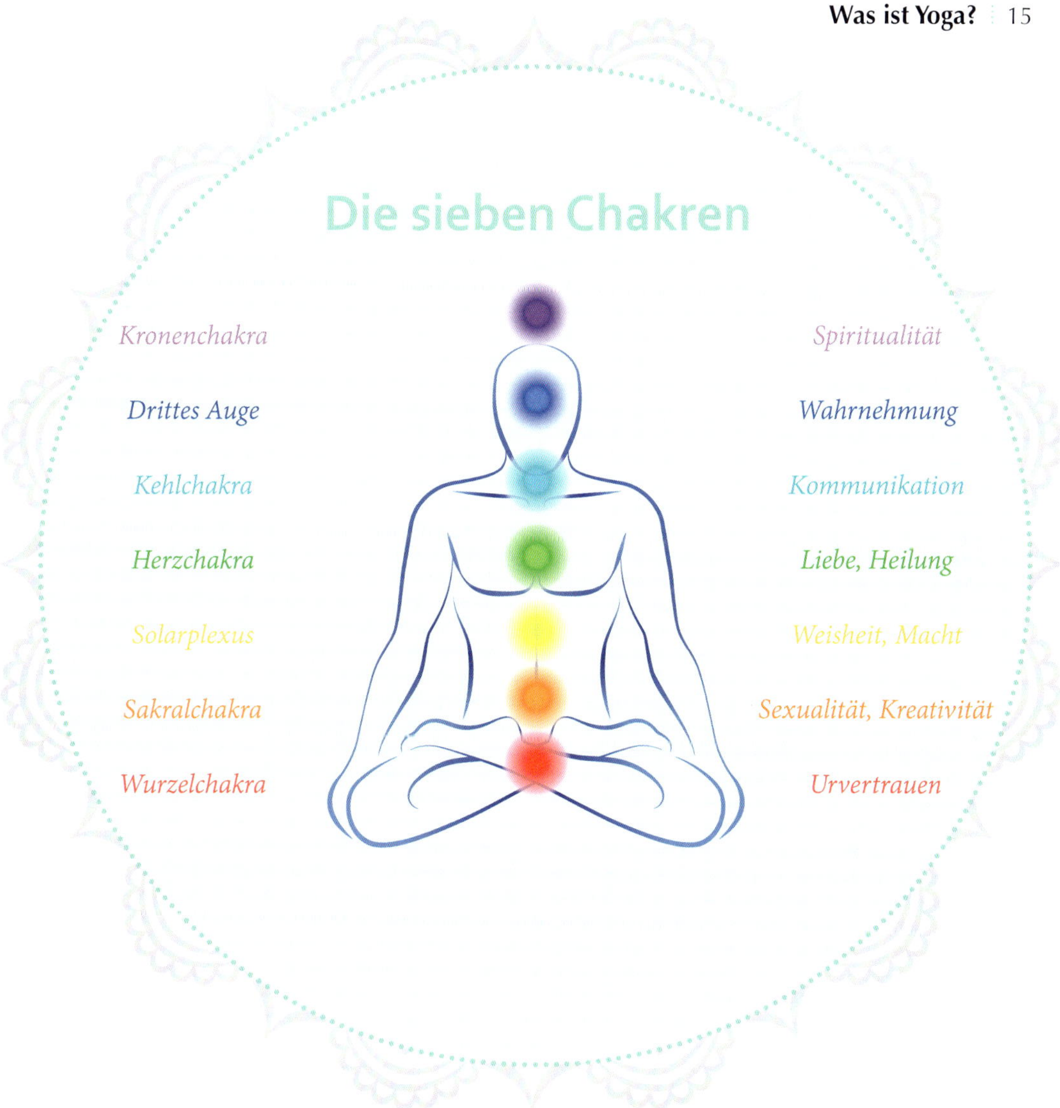
Die sieben Chakren
Kronenchakra
Spiritualität
Drittes Auge
Wahrnehmung
Kehlchakra
Kommunikation
Herzchakra
Liebe, Heilung
Solarplexus
Weisheit, Macht
Sakralchakra
Sexualität, Kreativität
Wurzelchakra
Urvertrauen

- Das **fünfte Chakra** heißt ***Vishuddha***, ***Kehlchakra***, und steht für sich ausdrücken und sich mitteilen, also für unsere Sprache.

- Das **sechste Chakra** heißt ***Ajna***, ***Stirnchakra (Drittes Auge)***. Es steht für das Erkennen, sowohl das innere Erkennen als auch das äußere.

- Das **siebte Chakra** heißt ***Sahasrara***, ***Kronenchakra***, und steht für das Ankommen und Verstehen.

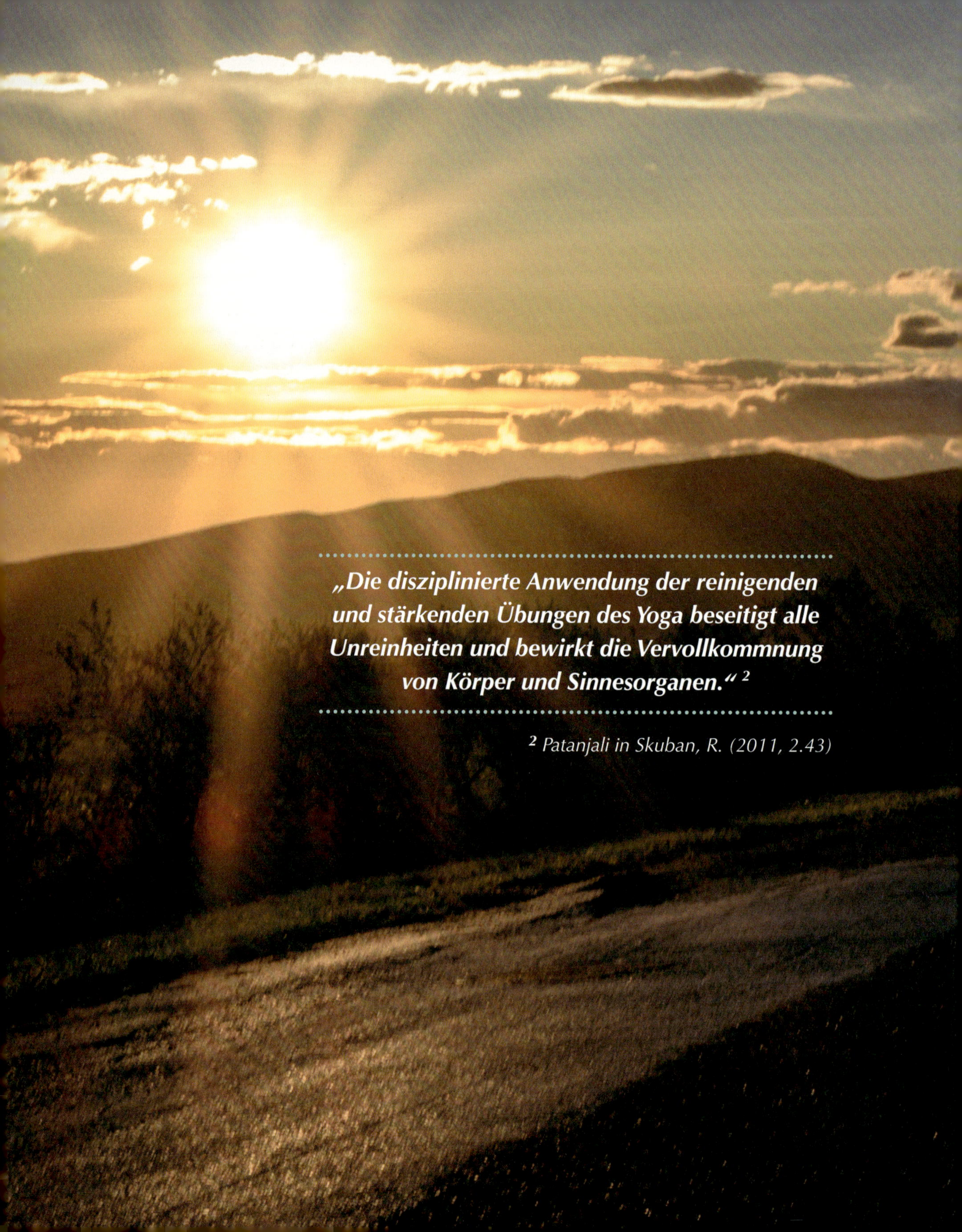

„Die disziplinierte Anwendung der reinigenden und stärkenden Übungen des Yoga beseitigt alle Unreinheiten und bewirkt die Vervollkommnung von Körper und Sinnesorganen." [2]

[2] Patanjali in Skuban, R. (2011, 2.43)

Der Sinn der Energielenkung ist, dass wir unsere Lebensenergie erkennen und uns mit ihr verbinden. Sie soll die verschiedenen Kräfte in uns ausgleichen, damit wir mit uns selbst und unserer Umwelt in Einklang leben können. Ziele sind unter anderem, sich von seinem eigenen Ego zu befreien, um ein gesundes Selbstbewusstsein zu erlangen, erlernte Handlungsweisen und Ängste abzulegen, die uns hemmen und uns nicht von unseren Emotionen überwältigen zu lassen. Anzunehmen, was ist, ist meistens gar nicht so einfach, aber eben erlernbar. Ich möchte dich ermutigen, dich auf diesen Weg zu begeben und freue mich, wenn dieses Buch dir einen ersten Impuls dazu gibt.

Zunächst spielte in der Lehre des Yoga das körperliche Üben keine besonders große Rolle. Die Praxis bestand vielmehr darin, die Energie durch Konzentration und durch Atemtechniken zu lenken. Erst viel später entwickelten sich verschiedene Wege der körperlichen Yogapraxis.

Gerade diese körperliche Praxis ist es aber, die uns hier in Europa den Zugang zur Yogalehre stark erleichtert. Wir wachsen hier mit deutlich weniger Körperbewusstsein auf und es geht mit dem Erwachsenwerden immer mehr verloren. Ohne ein bewusstes Körpergefühl ist aber Energielenkung nicht möglich. So nähern wir uns der Yogapraxis am leichtesten auf dem körperlichen Weg.

Mittlerweile findest du überall in Deutschland Yogastudios oder Sportstudios, die eine große Bandbreite an Yogakursen anbieten. Wenn du Gefallen am Üben mit diesem Buch gefunden hast, möchte ich dir ans Herz legen, daneben auch nach einem für dich geeigneten Yogakurs zu schauen. Das Üben zu Hause gibt dir zunächst die Chance, zeitlich unabhängig zu sein und dein Kind mit in das Üben einbinden zu können. Möchtest du aber tiefer eintauchen, kann dir ein gut ausgebildeter Yogalehrer weiterhelfen.

1.1 Bevor du mit Yoga beginnst

Mache dir deine körperlichen Voraussetzungen bewusst. Je komplizierter deine Schwangerschaft oder die Geburt deines Kindes verlaufen ist, umso mehr solltest du zurückhaltend und achtsam üben. Dies gilt insbesondere bei Geburtsverletzungen! Bist du unsicher, ob bestimmte Übungen für dich geeignet sind, sprich mit deiner Hebamme darüber.

Generell ist dein eigener Körper dein bester Lehrer. Spüre, während du übst, intensiv in dich hinein und begib dich nicht in Haltungen, die dir ernsthaft Schmerzen bereiten. Begleite jede Übung mit einer ruhigen, bewussten Atmung. Vermeide, wenn möglich, aus Haltungen plötzlich und ohne Körperspannung wieder herauszugehen.

1.1.1 DIE REKTUSDIASTASE

Rektusdiastase nennt man den Spalt, der sich während der Schwangerschaft zwischen den beiden geraden Bauchmuskelsträngen bildet, um dem wachsenden Kind den nötigen Platz im Bauch zu schaffen. Im Normalfall sind diese beiden Muskelstränge 2-4 Wochen nach der Geburt nur noch ca. einen Finger breit voneinander entfernt. Das kannst du selbst überprüfen.

Lege dich dazu auf den Boden in Rückenlage. Atme nun tief in den Bauch ein. Mit der Ausatmung spannst du die Bauchdecke an und hebst den Kopf. Taste nun mit deinen Fingerspitzen vorsichtig nach der Rektusdiastase unterhalb deines Brustbeins auf Höhe des Magens.

Je schmaler die Rektusdiastase ist, umso eher kannst du mit Übungen beginnen, welche die gerade verlaufende Bauchmuskulatur beanspruchen. Dafür sollten deine geraden Bauchmuskeln nicht weiter als einen Finger breit voneinander entfernt sein. Ist deine Rektusdiastase noch weiter, lasse die Bauchmuskelübungen zunächst aus und gib deinem Körper noch etwas mehr Zeit, um alles wieder an seinen Platz zurückzubringen. Bleibt der Spalt über einen längeren Zeitraum weiter, kannst du mit Übungen für die schräg verlaufende Bauchmuskulatur den Rückbildungsprozess unterstützen.

1.1.2 STILLEN

Als Hebamme rate ich dir unbedingt dazu, dein Kind mindestens sechs Monate lang voll zu stillen. Nur in seltenen Ausnahmen ist dies nicht möglich. Hast du Schwierigkeiten oder bist du verunsichert, wende dich an die Hebamme, die deine Wochenbettbetreuung übernommen hat. Sie wird sich sicher Zeit für dich nehmen und dir helfen.

Durch die Weitstellung der Milchgänge in deiner Brust und die stärkere Durchblutung sind deine Brüste meistens größer und fester als vor der Schwangerschaft. Es ist wichtig, dass du deine Brüste nicht abdrückst. Dies kann nicht nur schmerzhaft sein, sondern auch die natürliche Produktion deiner Milch stören. Achte bitte bei jeder Yogahaltung darauf, dass deine Brüste frei von Druck von außen sind. Besonders in der Bauchlage kann es dazu kommen. Hier kannst du dir helfen, indem du dir eine gefaltete, dünne Decke oder ein flaches Kissen unter den Oberbauch legst, das den Druck abfängt.

Fühlt sich eine Haltung für dich im Brustbereich unangenehm an, lasse sie lieber aus und probiere sie nach einiger Zeit wieder aus. In der Stillzeit verändert sich die Zusammensetzung der Milch, der Stillrhythmus, die Milchmenge und auch das eigene Gefühl beim Stillen ständig. Lasse dich davon nicht verunsichern. Es hängt sehr stark von deiner eigenen Einstellung ab, ob du das Stillen genießen kannst. Sieh es als engen Kontakt zu deinem Kind an. Oder schenke dir selbst diese Auszeit und mache dich dabei frei von den Gedanken an deinen Alltag.

Es gibt in diesem schönen Moment ohnehin nichts Wertvolleres als diese einmalig intensive Verbindung von dir zu deinem Kind.

1.1.3 LOCKERER BECKENRING

In der Schwangerschaft verändert sich dein Körpergewebe, um deinen Körper auf die Geburt vorzubereiten. Damit dein Kind durch dein Becken geboren werden kann, lockert sich die *Symphyse*, die knorpelige Verbindung zwischen den beiden Schambeinästen. Durch diese Auflockerung kann es sein, dass du dich im Beckenbereich instabil fühlst und nach der Geburt eventuell sogar Schmerzen hast.

Dein Körper wird in den nächsten Monaten sein Bestes tun, um wieder Stabilität zurück in dein Gewebe zu bringen. Du kannst ihn dabei durch sanfte Übungen für die Muskulatur, die das Becken umgibt, unterstützen. Dabei ist der Muskelaufbau im Bereich der Hüftgelenke und des Beckenbodens, im Unterbauch und im unteren Rücken sehr hilfreich.

1.1.4 KAISERSCHNITT

Ist dein Kind durch einen Kaiserschnitt geboren worden, bringst du in dein Üben andere Voraussetzungen mit als nach einer natürlichen Geburt. Der Schnitt in deinem Unterbauch betrifft viele verschiedene Gewebeschichten. Zunächst benötigt dein Körper Zeit, um zu heilen. Du selbst kannst am besten in dich hineinspüren, wann du dich so weit fühlst, mit dem Üben zu beginnen.

Sei nicht ungeduldig mit dir und beginne sehr achtsam mit den ersten Übungen. Es ist ratsam für dich, erst mit dem Beginn deiner Rückbildungsgymnastik, also ca. 6-8 Wochen nach der Geburt, anzufangen, damit die Wunde vollständig geheilt ist.

Die Übungen und Massagen für dein Kind kannst aber auch du schon in den ersten Wochen durchführen und genießen.

1.1.5 WAS DU FÜR YOGA BENÖTIGST

Um sicher Yoga zu üben, brauchst du eine Yogamatte. Diese gibt es in den unterschiedlichsten Ausführungen. Zwei Kriterien sind bei der Auswahl wichtig: Das Material sollte unbedingt rutschfest sein und du solltest dich auch dann auf deiner Matte wohlfühlen, wenn du deine Stirn und Nase darauf ablegst. Natürlich sollte sie die für dich geeignete Länge und Breite haben. Am besten lässt du dich in einem Sportfachgeschäft dazu beraten. In jedem Fall muss die teuerste nicht unbedingt die beste Matte für dich sein.

Neben der Matte benötigst du eventuell noch eine Sitzerhöhung. Das kann ein Sofakissen, eine gefaltete, dünne Decke oder natürlich auch ein Meditationskissen sein. Ich habe die Übungen in diesem Buch so konzipiert, dass du nicht erst teuer einkaufen musst, bevor du starten kannst. Auch bei der Kleidung kommt es nur darauf an, dass du dich frei bewegen kannst und dir dein Shirt nicht bei den vorgebeugten Übungen über den Kopf rutscht. Einfache Sportbekleidung genügt völlig.

Nimm dir für deine Yogaeinheiten ausreichend Zeit und Ruhe. Schalte möglichst Klingel und Telefon für diese Zeit aus, um dich nicht ablenken zu lassen. Auch dein Kind wird spüren, dass du dir die Zeit und Ruhe für ungeteilte Aufmerksamkeit nimmst. Wenn es dir gefällt, mache dir eine Kerze an und spiele ruhige Musik im Hintergrund. Mache es dir so gemütlich, wie möglich und genieße dein Yoga!

„Indem man sich auf das Herz ausrichtet,
erlangt man Wissen über die Natur des Geistes." [3]

[3] *Patanjali in Skuban, R. (2011, 3.35)*

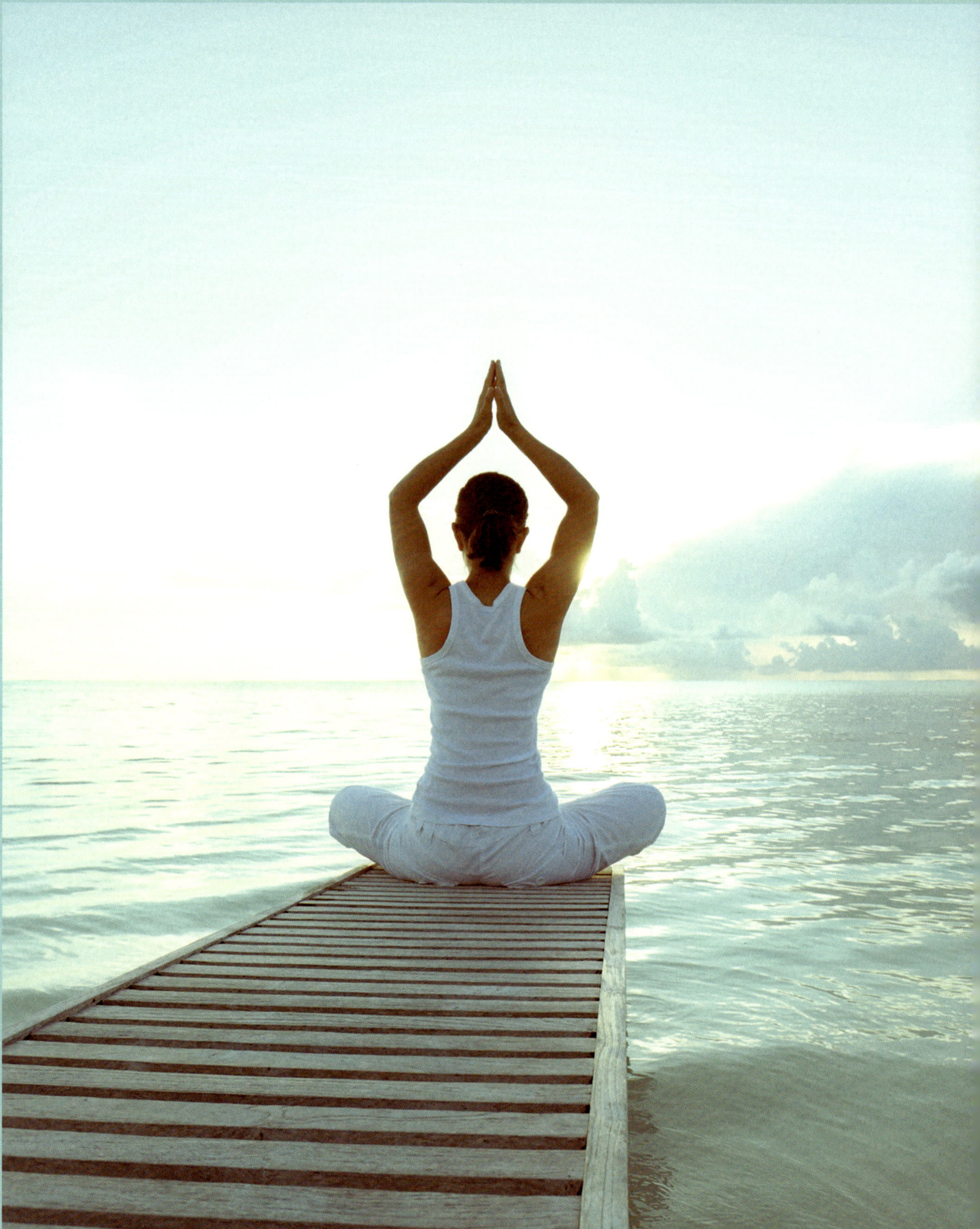

2

Erste Übungen

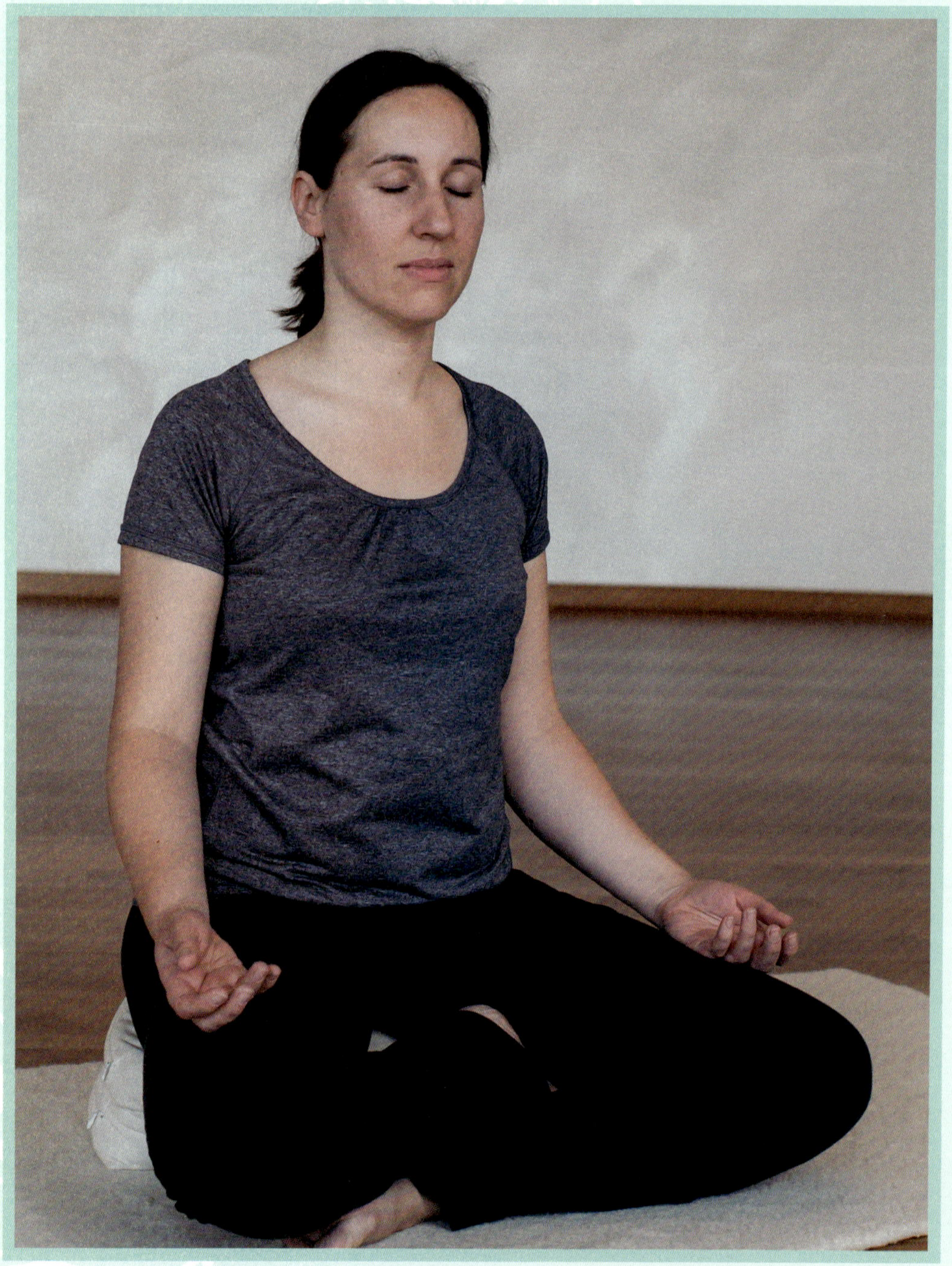

ÜBUNG 1:

SAMMLUNG IM AUFRECHTEN SITZ

Finde für dich eine angenehme, aufrechte Sitzposition. Aufrecht bedeutet, dass deine Sitzbeinhöcker festen Kontakt zu deiner Unterlage haben, dein Becken aufgerichtet ist und deine Wirbelsäule sich in ihrer natürlichen Doppel-S-Form darüber aufrichtet.

Du kannst deine Beine vor dir kreuzen, also im Schneidersitz sitzen, oder in den Fersensitz gehen. Im Schneidersitz solltest du darauf achten, dass deine Knie möglichst auf Höhe der Hüftgelenke sind. Dafür kannst du eine Sitzerhöhung nutzen. Für den Fersensitz kniest du auf dem Boden und bringst dann deinen Po auf die Fersen. In beiden Varianten kannst du dich mit einer dünnen, gefalteten Decke oder einem festen Kissen abpolstern.

Lege nun deine Hände entspannt auf deinen Oberschenkeln ab und schließe deine Augen. Nimm zunächst deinen Körper auf deiner Unterlage wahr. Spüre den Kontakt zum Boden, der dich trägt. Genieße die Aufrichtung deiner Wirbelsäule. Atme entspannt durch deine Nase. Richte deine Aufmerksamkeit auf deine Atmung. Löse dich so von den Gedanken deines Tages. Spüre deutlich genau diesen Moment. Lasse einige aufmerksame Atemzüge verstreichen, bevor du die Augen wieder öffnest.

Die Sammlung ist wichtig, um dich auf deine weitere Yogapraxis vorzubereiten. Alleine durch das bewusste Atmen werden deine Körperfunktionen reguliert und ausgeglichen. Hier kannst du auch eine kleine Bestandsaufnahme machen: Wie fühle ich mich gerade in diesem Moment? Gibt es vielleicht einen Körperbereich, der meine besondere Aufmerksamkeit braucht?

Während deine Gedanken zur Ruhe kommen, wird die Wahrnehmung deines Körpers intensiver.

ÜBUNG 2:

GANZKÖRPERSTRECKUNG

Komme auf deiner Matte in die Rückenlage. Deine Beine liegen ausgestreckt, hüftweit geöffnet, auf dem Boden oder stehen angewinkelt mit festem Kontakt der Füße am Boden.

Deine Arme liegen seitlich neben dem Körper, die Handflächen liegen flach auf dem Boden.

Erspüre zunächst deinen Atem. Hebe dann mit deiner nächsten Einatmung die gestreckten Arme über den Kopf, bis mit dem Ende der Einatmung die Handrücken über deinem Kopf am Boden ankommen. Mit der Ausatmung lässt du die Arme langsam wieder zurück neben den Körper sinken.

Ziehe deine Wirbelsäule bei jeder Einatmung weit auseinander. Liegen deine Beine am Boden, kannst du diese Streckung in der Einatmung noch unterstützen, indem du die Fersen aktiv weiter nach unten schiebst. Bringe Atem und Bewegung in Einklang und genieße den Wechsel zwischen Anspannung und Entspannung.

Hier werden deine Gelenke und Muskeln sanft mobilisiert und auf deine weitere Yogapraxis vorbereitet. Eine wunderbare Übung zum Beginnen.

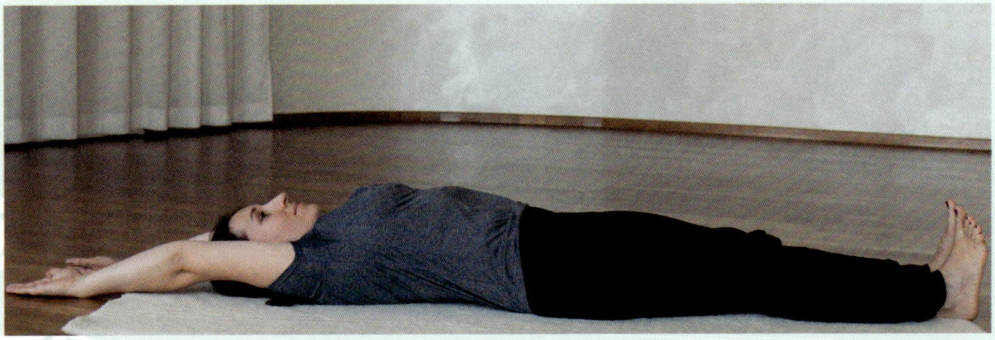

ÜBUNG 3:

BECKENMOBILISATION

Komme in Rückenlage auf deine Matte. Deine Arme liegen leicht abgespreizt vom Körper auf dem Boden, die Handflächen sind nach unten ausgerichtet. Deine Füße sind hüftweit aufgestellt und parallel zueinander ausgerichtet. Atme nun einmal tief in den Bauch hinein.

Ziehe mit der Ausatmung dein Steißbein nach oben in Richtung Schambein und dein Schambein in Richtung Bauchnabel. Bei dieser kleinen Bewegung kippt dein Becken so, dass dein Kreuzbein und der untere Rücken in die Matte drücken. Löse einatmend die Spannung wieder. Fahre mit der Übung in deinem Atemrhythmus fort. Übe in den ersten Wochen nach der Geburt nur 3-5 Wiederholungen. Später kannst du diese Übung auch länger durchführen.

Diese Übung eignet sich besonders gut, um den Beckenboden zu erspüren und das An- und Entspannen der Beckenbodenmuskulatur zu üben. Unser Beckenboden ist nicht nur wichtig, um unsere Ausscheidungen zu regulieren, sondern besonders die inneren Schichten helfen bei der Aufrichtung des ganzen Oberkörpers mit und halten deine inneren Organe an ihrem Platz.

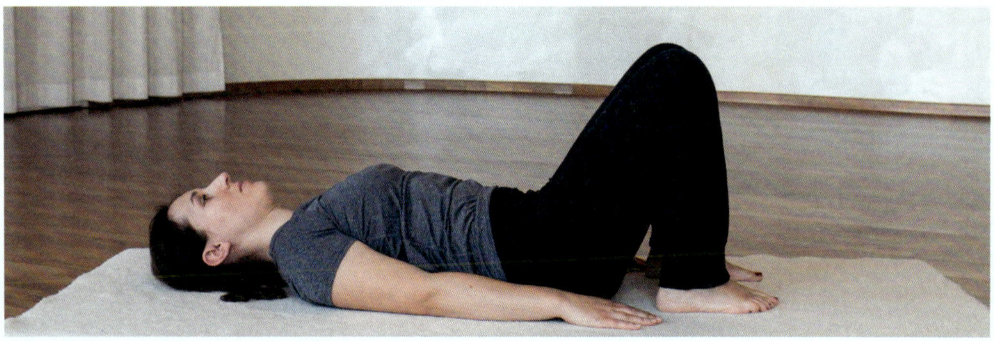

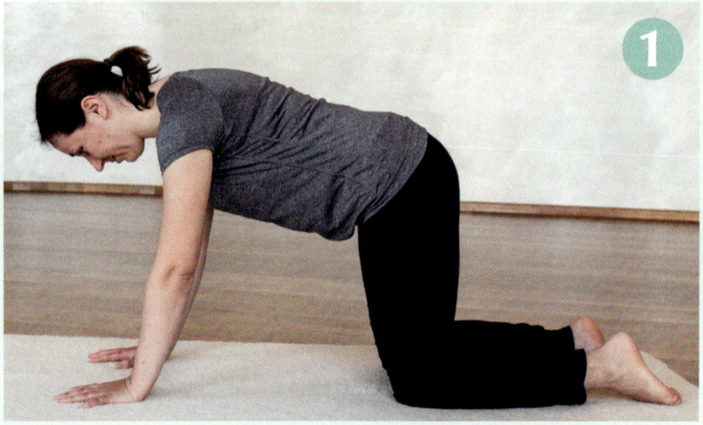
1

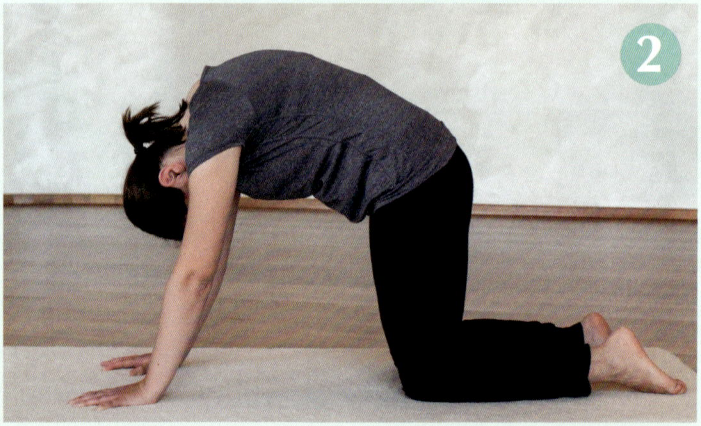
2

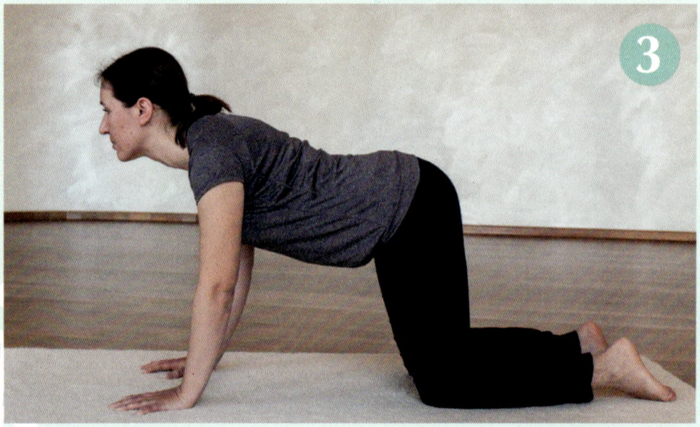
3

ÜBUNG 4:

KATZE UND KUH

Komme in den Vierfüßlerstand auf deine Matte. Achte darauf, dass deine Knie unter den Hüftgelenken und deine Hände unter deinen Schultern ausgerichtet sind. Baue mit deiner nächsten Einatmung zunächst Länge in der Wirbelsäule auf. Dabei stellst du dir vor, dass das Steißbein nach hinten zieht und die Krone deines Kopfs nach vorn. Mit der nächsten Ausatmung kippst du dein Becken und ziehst den Bauchnabel kräftig nach innen. Dein Rücken wölbt sich nun nach oben. Spüre die Länge auf deiner Körperrückseite. Du kannst auch vorsichtig dein Kinn in Richtung Brustbein ziehen, um die Halswirbelsäule ebenfalls zu beugen.

Mit deiner nächsten Einatmung kippst du dein Becken in die Gegenbewegung und schiebst dein Brustbein nach vorn. Dabei kommt dein Rücken in ein geführtes Hohlkreuz und deine Bauchmuskulatur wird gedehnt. Wenn du magst, hebe auch dein Kinn dabei vorsichtig an und schaue leicht schräg nach oben. Wiederhole die Übung, so oft du magst, in deinem Atemrhythmus, sie tut einfach nur gut!

Möchtest du intensiver in die Haltungen gehen, dann verweile jeweils für einige tiefe Atemzüge in der *Katze* und der *Kuh* und spüre, wie dein tiefer Atem den Effekt der Haltung noch vertieft.

Katze und *Kuh* geben dir eine gefühlte Ahnung von der Lage und Funktion deiner Wirbelsäule. Da die Bewegung von deinem Becken ausgeht und sich Wirbel für Wirbel bis zum Kopf fortsetzt, kannst du hier gut spüren, wie weit deine Wirbelsäule in eine Vorbeuge (*Katze*) und in eine Rückbeuge (*Kuh*) gehen kann. So bekommst du auch leichter ein Gespür dafür, wann deine Wirbelsäule ganz in ihrer natürlichen Länge ist, nämlich genau in der Mitte zwischen den beiden Haltungen.

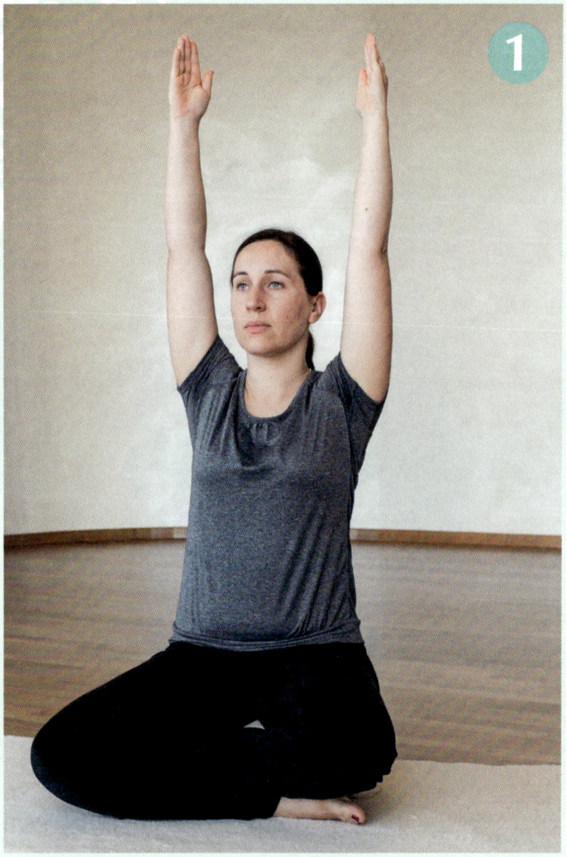
1

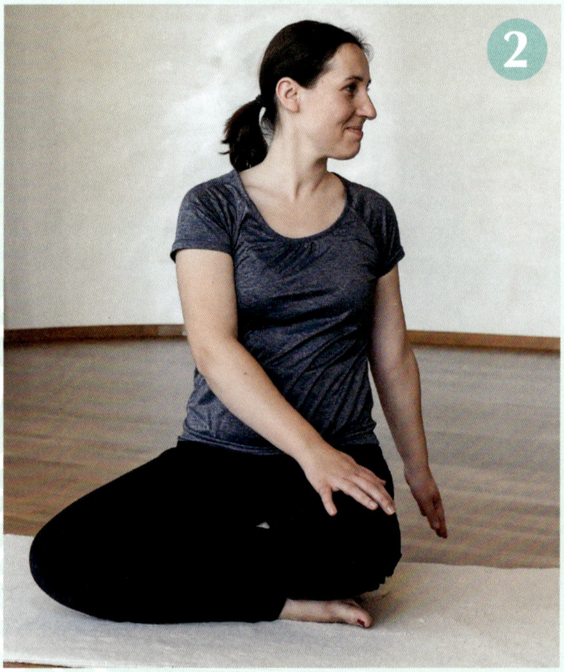
2

ÜBUNG 5:

KÖRPERSTRECKUNG UND ROTATION IM AUFRECHTEN SITZ

Komme in einen für dich angenehmen aufrechten Sitz. Achte darauf, dass dein Becken aufgerichtet und die Wirbelsäule lang ist. Hebe nun mit deiner nächsten Einatmung die Arme über die Seiten nach oben. Achte darauf, dass deine Schultern nicht mit nach oben wandern. Spüre, wie du deine Wirbelsäule hierbei noch mehr in die Länge ziehst. Mit deiner nächsten Ausatmung drehe dich zu deiner linken Seite, lege die rechte Hand auf dem linken Knie und die linke Hand hinter dir auf dem Boden ab.

Drehe dich einatmend wieder zurück und strecke dich, rotiere dann mit der Ausatmung nach rechts. Bringe die linke Hand an dein rechtes Knie und die rechte Hand hinter dir auf den Boden. Führe die Arme mit der Einatmung wieder mittig nach oben. Fahre in deinem Atemrhythmus fort für 3-5 Wiederholungen auf jeder Seite.

Auch hier kannst du, um tiefer in die Rotation zu kommen, statt der dynamischen Variante die statische üben. Bleibe dafür einige Atemzüge lang in der Rotation. Strecke dabei mit jeder Einatmung die Wirbelsäule mehr in die Länge und rotiere mit jeder Ausatmung ein kleines Stück mehr.

Die Rotationen in der Wirbelsäule sind ein wichtiger Bestandteil in jeder Yogapraxis. Die Bandscheiben erfahren hier eine Bewegung, die in unserem Alltag nicht mehr allzu häufig ausgeführt wird, jedoch für die reibungslose Funktion unseres Körpers von großer Bedeutung ist. Die Muskeln, die unsere Wirbelsäule umgeben, werden zum Teil aktiviert und zum Teil gedehnt. Daher ist es wichtig, Rotationen immer in beide Richtungen auszuführen!

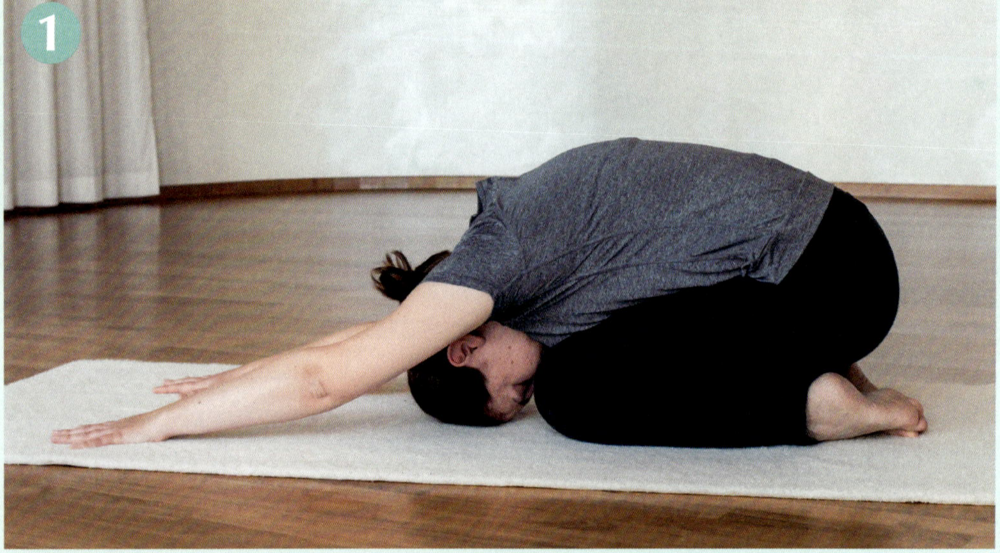
1

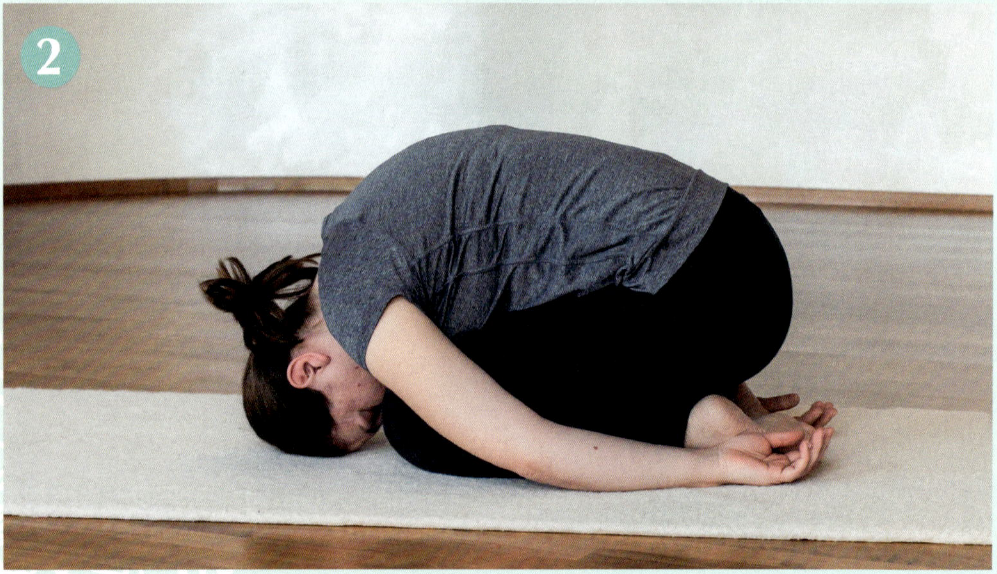
2

ÜBUNG 6:

DAS KIND Balasana

Knie dich auf deine Matte und lege den Fußspann entspannt auf der Matte ab. Öffne deine Beine gerne hüftweit oder sogar noch etwas weiter. Bringe deinen Po nun auf deine Fersen tief und neige deinen Oberkörper nach vorn. Lege deine Stirn auf der Matte oder auf einem Kissen ab. Strecke deine Arme nach vorne oder lege sie seitlich vom Körper ab, sodass deine Hände zu deinen Fersen kommen.

Atme tiefe, ruhige Atemzüge und spüre bewusst die Atembewegung auf deinen Oberschenkeln. Genieße die Länge auf deiner Körperruckseite. Lasse alle Anspannung über deine Stirn in den Boden abfließen.

In Balasana wird die Rückenmuskulatur gedehnt und entspannt, von der Lendenmuskulatur bis in den Schulter- und Nackenbereich. Der große Gesäßmuskel wird gedehnt und der Beckenboden entspannt. Dadurch wird der Lendenwirbelbereich entlastet und die Bandscheiben werden gut durchblutet. Gleichzeitig werden die Bauchorgane durch den Druck der Oberschenkel massiert, was ebenfalls die Durchblutung und damit den Stoffwechsel fördert.

In Balasana wird der Kopf besser durchblutet, was verständlicherweise einen nachhaltigen Einfluss auf unsere Gehirnleistung hat. Das Nervensystem wird beruhigt und damit können auch Gefühle wie Angst oder Ärger überwunden werden.

Balasana fördert Gefühle wie Sicherheit und Geborgenheit.

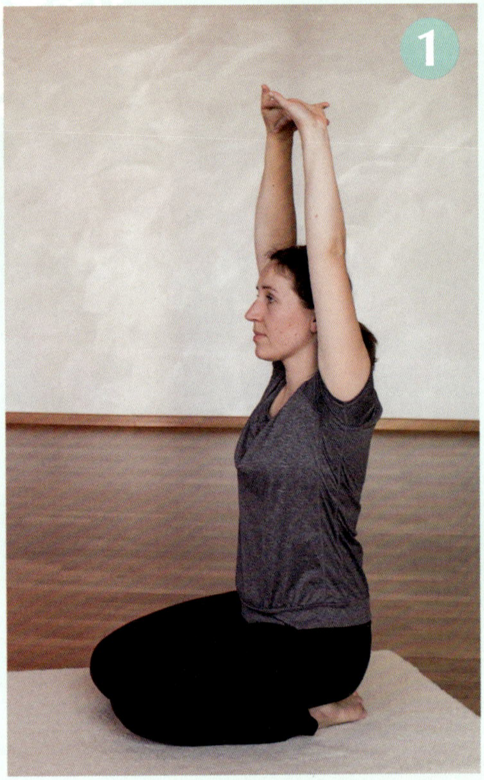
1

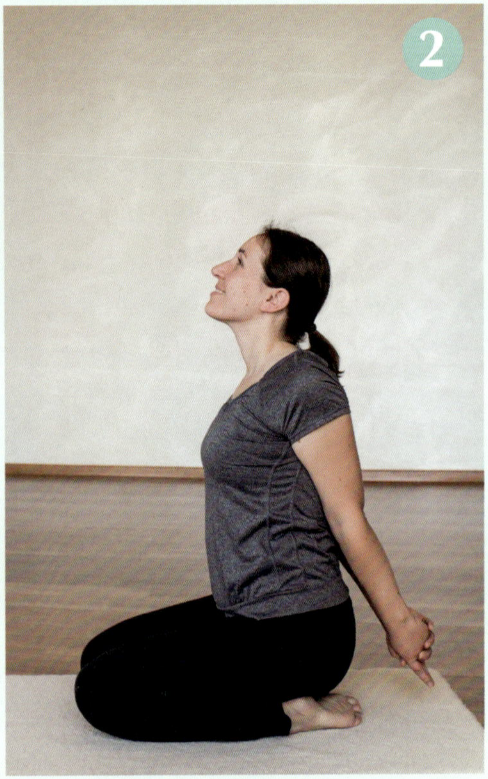
2

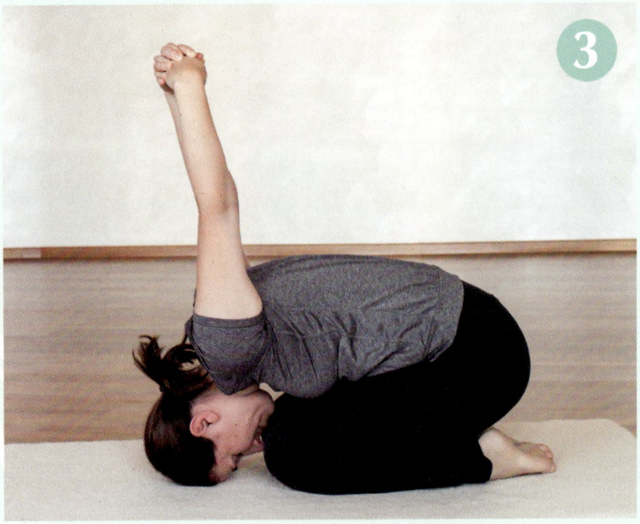
3

FLOW FÜR RÜCKEN, SCHULTERN UND NACKEN

Knie dich auf deine Matte und stelle die Fußspitzen auf. Setze dich dann aufrecht zurück mit dem Po auf die Fersen. Fällt dir das schwer, kannst du auch alternativ in den Kniestand gehen, dann ist die Dehnung in den Füßen nicht ganz so intensiv.

Verschränke deine Finger ineinander und schiebe deine Handflächen nach außen. Bringe deine Hände so mit der Einatmung nach oben und dehne die Handflächen weit nach oben auf. Mit der Ausatmung löst du die Hände voneinander und bringst sie über die Seite nach unten und hinter deinen Rücken. Verschränke deine Hände hier nun wieder, diesmal aber mit den Handflächen zueinander. Die beiden Zeigefinger liegen lang ausgestreckt aneinander. Atme nun wieder ein und schiebe dein Brustbein nach vorn. Führe so deinen Rücken in eine leichte Rückbeuge. Mit der nächsten Ausatmung neigst du den Oberkörper nach vorne und bringst die Stirn tief in Richtung Matte. Deine verschränkten Hände schieben dabei hinter dir nach oben, bis deine Zeigefinger zum Himmel deuten oder so weit, wie deine Schultern hier öffnen. Richte dich dann einatmend wieder auf, löse die Hände hinter dem Rücken, hole sie nach vorne und beginne erneut mit dem Flow.

Wiederhole mindestens drei Durchgänge, um deine Wirbelsäule, Schultern und Nacken zu mobilisieren. Übe in einem ruhigen, tiefen Atemrhythmus. Löse anschließend deine Fußspitzen von der Matte und lege den Fußspann wieder ab. Spüre im tiefen Fersensitz nach.

Dieser Flow löst Verspannungen im Nacken- und Schulterbereich, öffnet den Brustkorb und bringt die Wirbelsäule in eine sanfte Bewegung. Durch die Konzentration auf den bewussten Bewegungsablauf und den fließenden Atem kommt der Geist zur Ruhe.

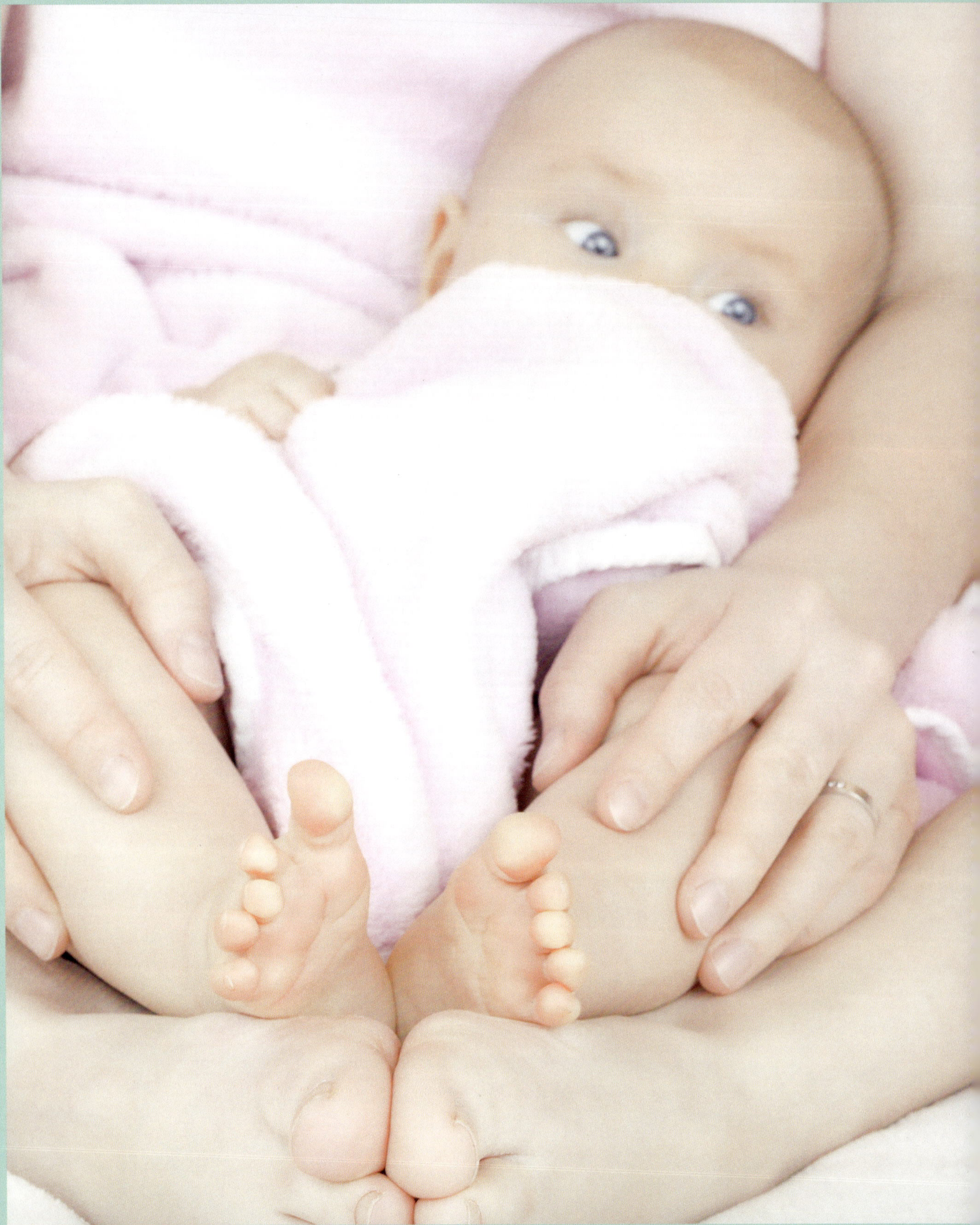

3

Zeit für dein Kind 1

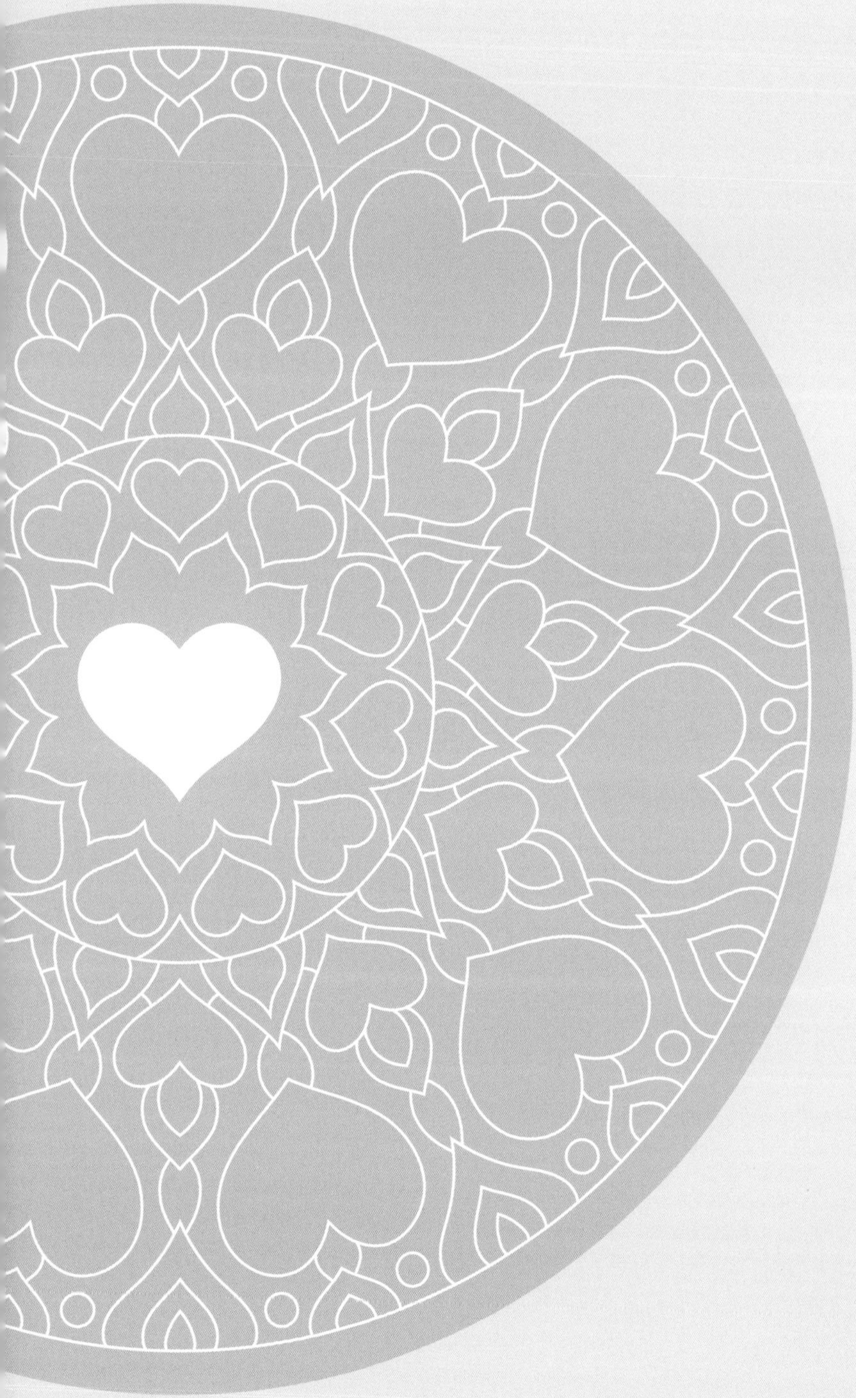

In diesem Kapitel möchte ich dir zunächst die gemeinsame Körperwahrnehmung mit deinem Kind näherbringen. Vom ersten Tag nach der Geburt an hängt das Wohlbefinden deines Kindes unter anderem davon ab, dass es liebevollen Körperkontakt erfährt. Leider ist uns das Gefühl dafür in vielen Bereichen verloren gegangen. In Zeiten von Kinderwagen, Autositz, Laufstall und Babywippe sind Neugeborene häufiger auf sich gestellt, als ihnen guttut.

Dabei darf man *Körperkontakt* als lebensnotwendig bezeichnen – so wie die Nahrungsaufnahme und das Schlafen. Mache dir also im Alltag mit deinem Kind den Körperkontakt mit ihm immer wieder ganz bewusst. Es gibt dabei kein Zuviel, du kannst dein Neugeborenes ständig bei dir haben!

Eine sehr schöne und auch praktische Möglichkeit für viel Nähe und Körperkontakt zu deinem Kind ist ein Tragetuch oder eine Tragehilfe. Mittlerweile ist die Auswahl an Ausführung, Mustern und Farben riesig. So kannst du dein Kind immer ganz nah bei dir haben, gibst ihm Wärme und Sicherheit und hast beide Hände frei. Das Tragen deines Kindes unterstützt außerdem intensiv die motorische Entwicklung deines Kindes, weil durch die Bewegungen deines Körpers das Gleichgewichtsorgan angeregt wird und sich so besser entwickeln kann. Wenn dein Kind größer wird, kann es außerdem seine natürliche Neugier stillen und dir bei allem, was du tust, zuschauen.

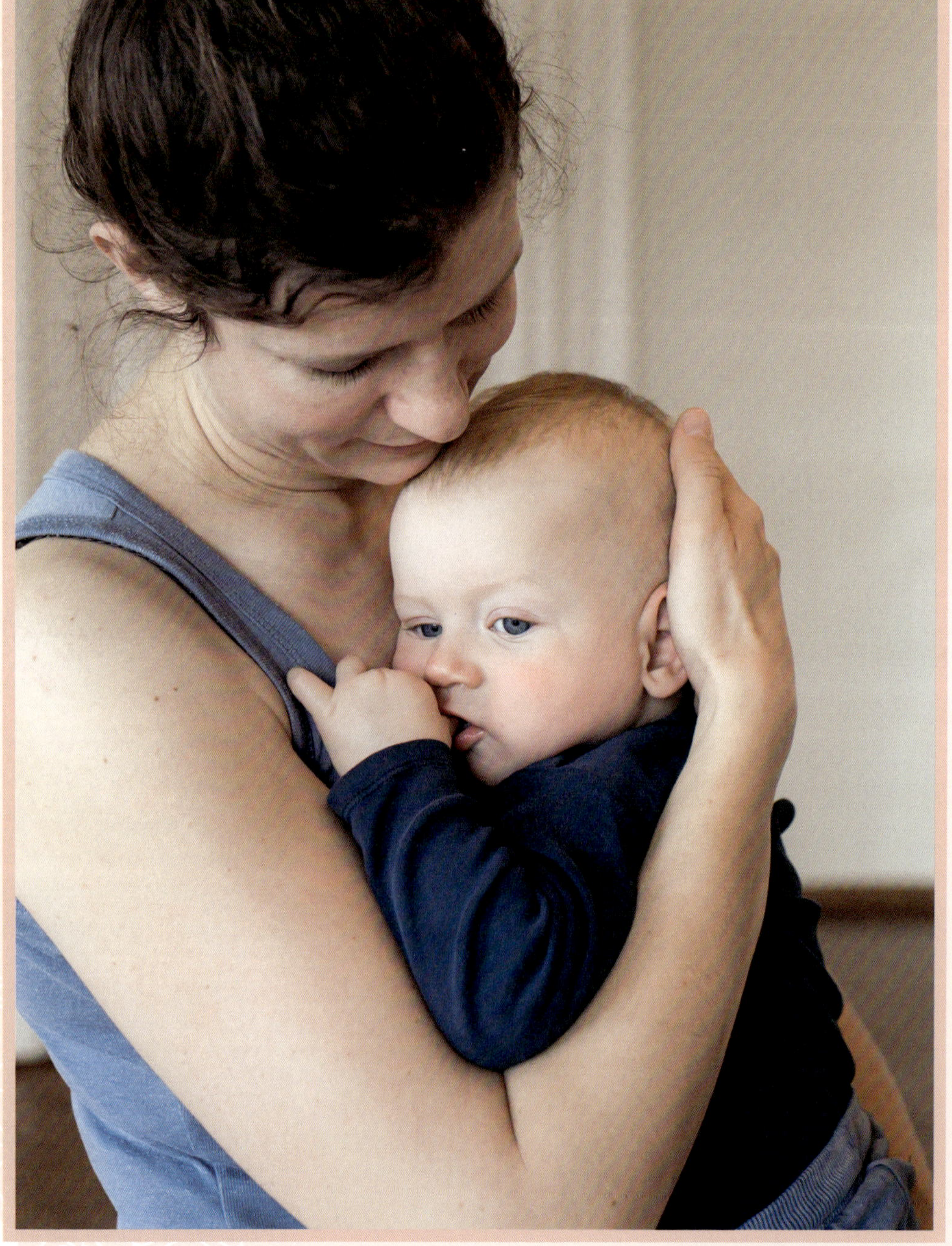

ÜBUNG 1:

HERZ AN HERZ

Dein Kind ist in deinem Bauch 40 Wochen herangewachsen und hat bereits dort vieles erlebt. Es kennt das Geräusch deines Herzschlags und deiner Verdauung sowie den Klang deiner Stimme. Es hat sich glücklich gefühlt, wenn du glücklich warst, und hat Stress empfunden, wenn du gestresst warst. Es ist verständlich, dass die vertrauten Geräusche für dein Kind beruhigend sind. Lege dein Kind immer wieder auf deine Brust, am besten ganz ohne oder mit nur sehr dünner Kleidung. Durch den intensiven Kontakt Haut an Haut und Herz an Herz gibst du deinem Kind Sicherheit und Wohlbefinden. Sprich mit deinem Kind ruhig und liebevoll oder singe ihm leise ein Lied vor.

Nutze diesen Moment auch für dich, um zu reflektieren, welche Gedanken und Gefühle für dich gerade präsent sind. In deinem Alltag mit Kind werden diese Momente Stück für Stück seltener werden. Nimm diese Augenblicke also ganz bewusst auf und freue dich über die Magie, die ein solcher Moment haben kann!

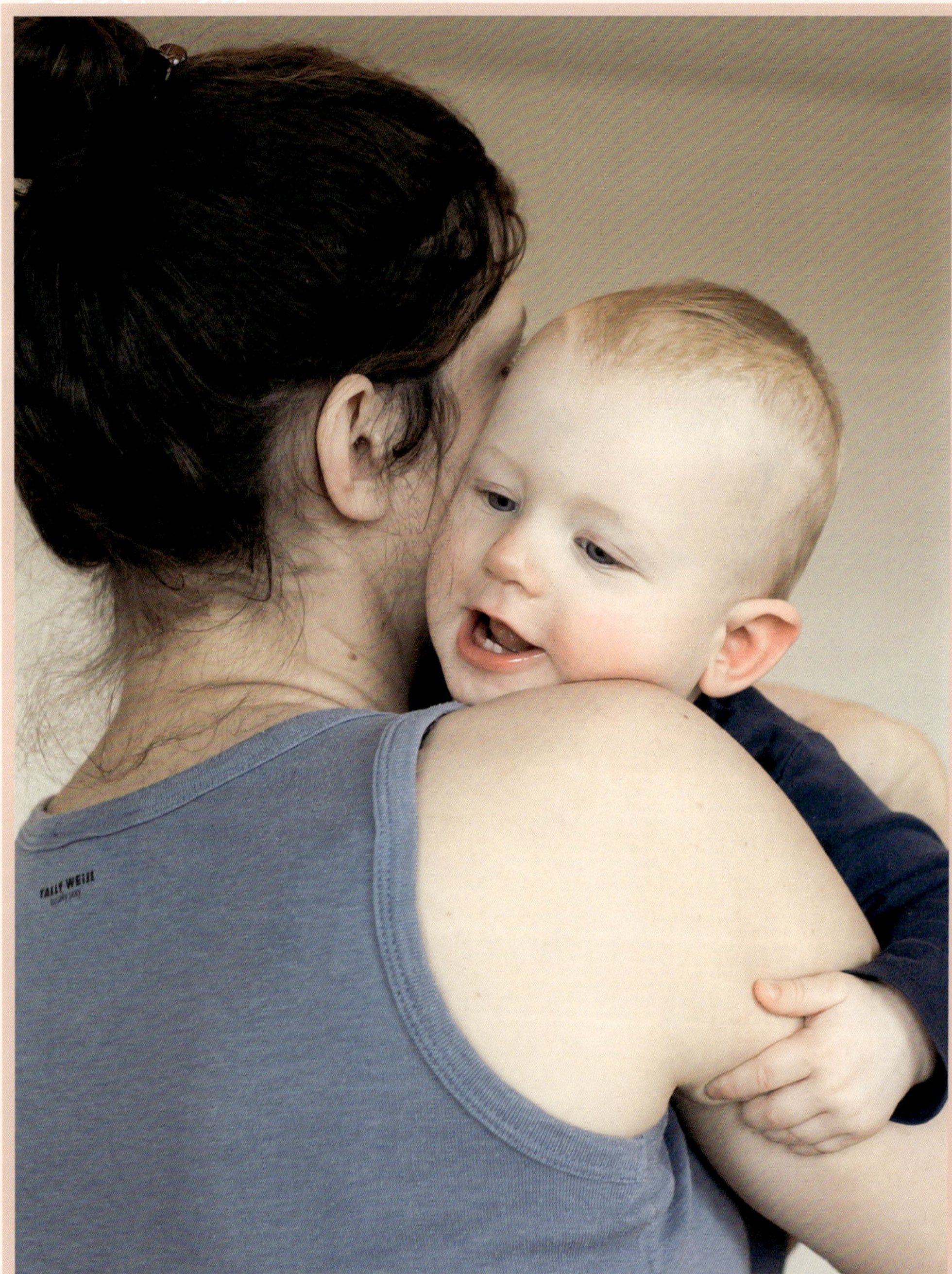

ÜBUNG 2:

WANGE AN WANGE

Jeder Hautkontakt löst in uns eine Menge positiver Prozesse aus. Das Nervensystem wird beruhigt und der Oxytocinspiegel steigt. Dieses Hormon wird auch „Liebeshormon“ genannt, weil es uns entspannt und Glücksgefühle auslöst.

Lege dein Kind an deine Schulter, sodass sich eure Wangen berühren. Spüre intensiv den Hautkontakt, nimm den Geruch deines Kindes wahr und genieße den engen Kontakt. Auch wenn dir diese Haltung selbstverständlich erscheint, nimmst du sie dennoch vielleicht nicht immer so bewusst wahr. Jedes Innehalten und Hineinspüren ist ein gewonnener Moment an Lebensfreude für dich und auch für dein Kind!

Vielleicht bist du an dieser Stelle irritiert über die Bezeichnung „Übung“. Im Sanskrit beschreibt das Wort „abhyasa“ das Üben von Innehalten, in die Stille gehen und diese bewusst zu spüren. Zusammen mit „vairaghya“, dem Loslassen, kannst du dich Stück für Stück dem Zur-Ruhe-kommen des Geistes annähern, was eine Vorstufe für die Meditation ist.

Wenn es deinem Kind und dir gerade gut geht, ihr beide auch wach und aufmerksam seid, ist dies eine schöne Form, zusammen in diese Yogaübung zu gehen, ganz ohne Aktivität und lange Vorbereitung.

ÜBUNG 3:

DIE GOLDDUSCHE

Die *Golddusche* ist ein schöner, ganzheitlicher Kontakt zu deinem Kind, den du über den Tag verteilt immer wieder einsetzen kannst. Ob auf dem Boden, am Wickeltisch oder auf deinem Schoß. Dein Kind liegt vor dir und du baust Blickkontakt auf. Dann legst du beide Hände um seinen Kopf und beginnst, sanft über den Körper nach unten bis zu den Zehen zu streichen. Es ist möglich, dies mit Kleidung zu machen, noch schöner ist diese Berührung aber, wenn dein Kind nackt ist und deine Hände so den direkten Hautkontakt haben. Streiche mit sanftem Druck 3-5-mal von oben nach unten.

Dein Kind spürt durch das sanfte Streichen deiner Hände seine eigenen körperlichen Grenzen und bekommt ein Gefühl für seinen eigenen Körper. Das Fühlen über die Haut als einer unserer Sinne wird dadurch angeregt und geschult.

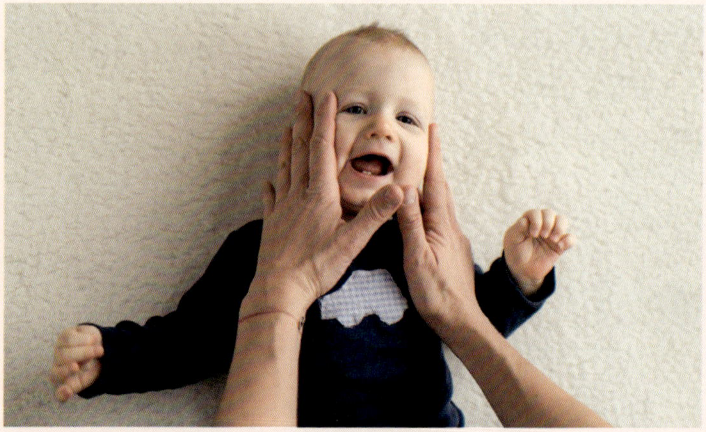

ÜBUNG 4:

HÄNDE ANS HERZ

Dein Kind liegt vor dir und du hast aufmerksamen Blickkontakt. Lege nun deine Hände mit beiden Handflächen vollständig auf seine Brust. Deine Finger legen sich vorsichtig um die Schultern. Stelle dir vor, dass du über deine Hände nun Energie zu deinem Kind fließen lässt. Spüre unter deinen Händen seine Atembewegung und vielleicht sogar seinen Herzschlag.

Auch diese Übung ist deutlich schöner für beide Seiten, wenn dein Kind unbekleidet ist. Sorge dann aber für eine angenehme Raumtemperatur und dafür, dass deine Hände schön warm sind. Wenn du eine angenehm duftende Lotion oder ein Öl verwendest, benutze nur eine kleine Menge und beobachte genau, wie dein Kind auf den Duft reagiert. Teste vorher am besten auch an einer kleinen Hautstelle, ob dein Kind das Produkt gut verträgt.

Hier wird deine eigene und auch die Aufmerksamkeit und Achtsamkeit deines Kindes geschult. Durch den sanften Druck deiner Hände kann dein Kind seine eigene Atembewegung bewusster wahrnehmen.

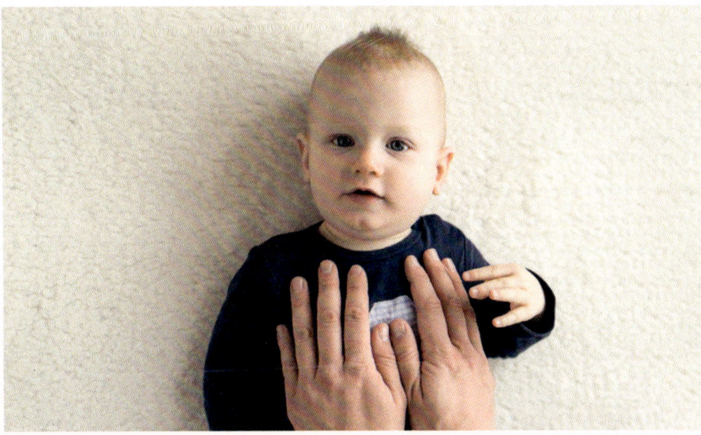

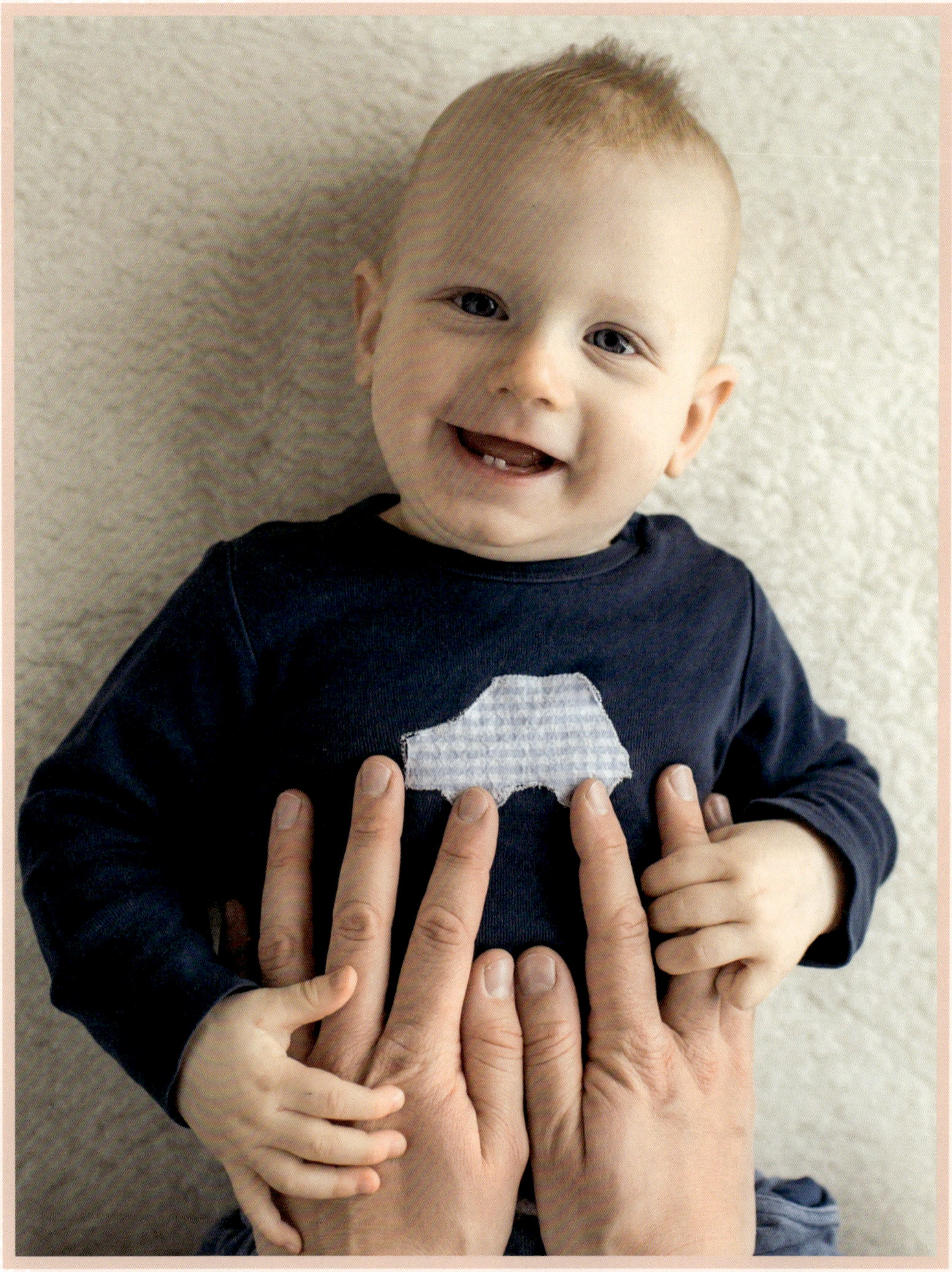

ÜBUNG 5:

KLEINE BAUCHMASSAGE

Für die kleine Bauchmassage lege dein Kind mit nacktem Oberkörper vor dir auf eine Decke auf dem Boden oder auf den Wickeltisch. Achte darauf, dass du selbst einen angenehmen aufrechten Sitz oder Stand einnehmen kannst. Benutze ein reines Pflanzenöl, z. B. Mandelöl oder eine Creme, die dein Kind gut verträgt. Trage davon eine kleine Menge auf deine Hände auf und wärme sie mit deinen Händen an.

Streiche nun in Kreisen im Uhrzeigersinn über den Bauch, um den Bauchnabel herum. Lasse die Bewegung möglichst gleichmäßig werden, damit dein Kind dabei alle Anspannung loslassen kann. Diese Massage unterstützt die Verdauung und regt den Stoffwechsel an. Durch den sanften Druck deiner Finger wirkt sie vitalisierend. Daher eignet sie sich besonders nach dem Schlafen, um wach und aufnahmebereit zu werden.

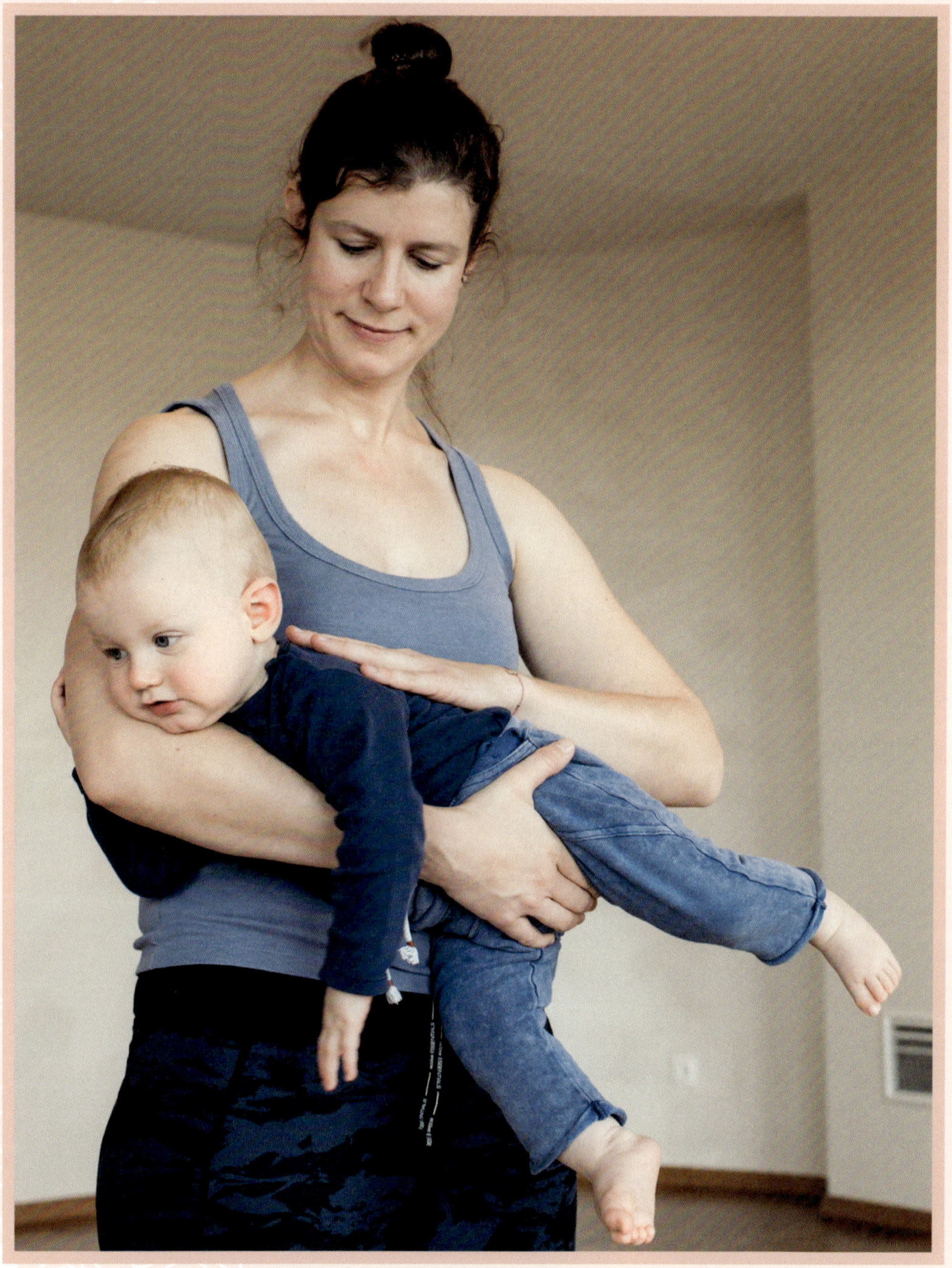

ÜBUNG 6:

DER FLIEGERGRIFF

Diese Haltung eignet sich besonders bei Neugeborenen und bis zu einem Alter von ca. sechs Monaten.

Lege dein Kind bäuchlings auf deinen Unterarm, mit dem Kopf in die Ellenbeuge. Deine Hand greift zwischen den Beinen hindurch um den Po. Lege deine andere Hand auf den Rücken deines Kindes. Bringe deine Arme nah an deinen Körper. Viele Kinder genießen diese Haltung und freuen sich über die natürliche Bauchmassage, die sie in dieser Haltung bekommen. Häufig können so auch Gase gelöst und Bauchschmerzen gelindert werden.

Auch das Gleichgewichtsorgan deines Kindes wird in dieser Haltung geschult. Deine eigenen Körperbewegungen regen dein Kind an, sich immer wieder neu im Raum und in seiner Perspektive zu orientieren, während es sich gleichzeitig sicher und geborgen auf deinem Arm fühlen darf.

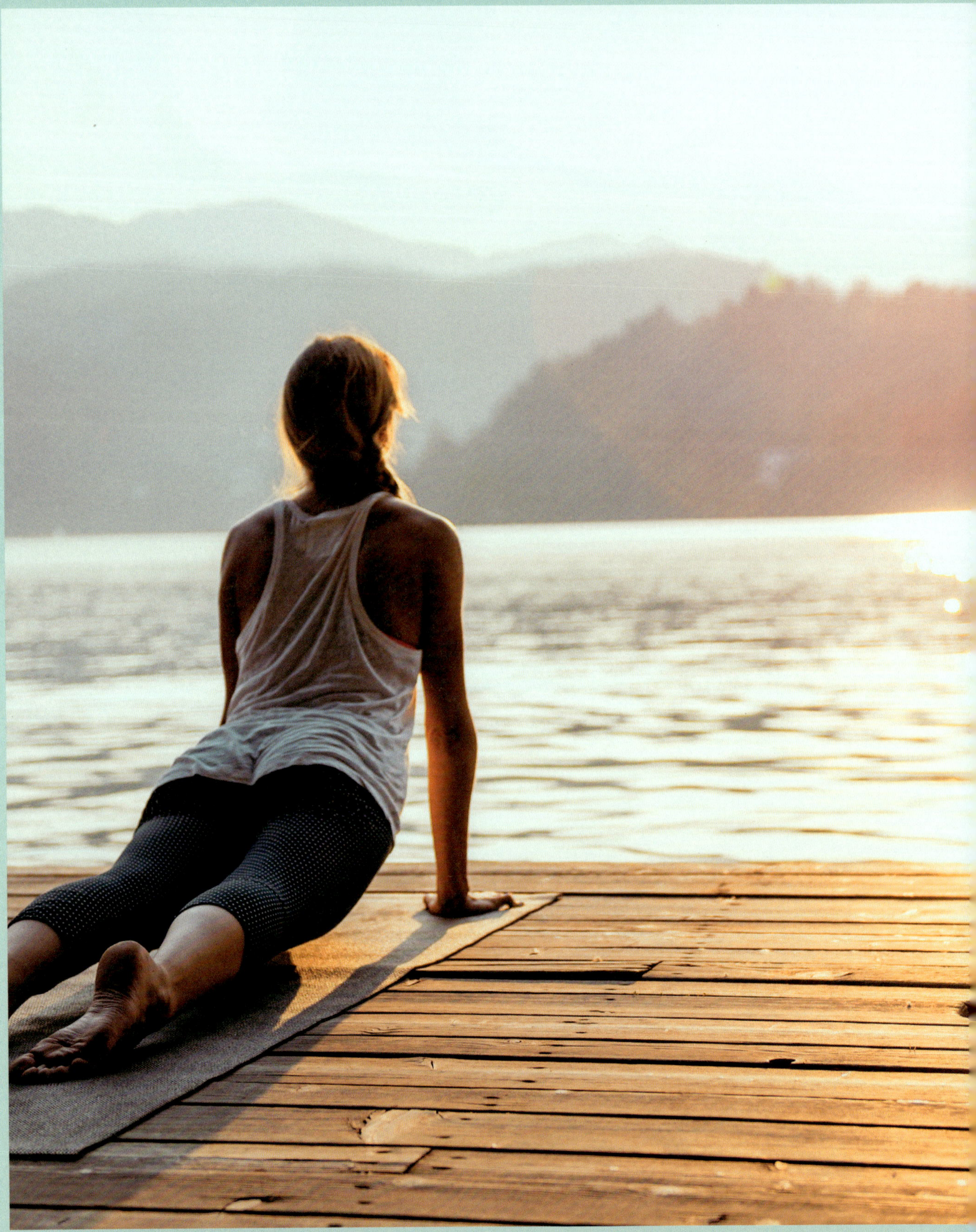

4

Den **Beckenboden** aktiv stärken und loslassen

Als *Beckenboden* bezeichnet man ein dreischichtiges Muskelsystem, das den unteren Teil des Beckens verschließt. Er sorgt dafür, dass die Organe im Bauchraum sicher aufgehoben sind und dass wir Stuhlgang und Wasserlassen kontrollieren können. Im Yoga wird die innere Schicht des Beckenbodens als *Mula Bandha* beschrieben und spielt in vielen Haltungen eine wichtige Rolle.

Nach der Schwangerschaft und Geburt ist das Gewebe des Beckenbodens aufgelockert und gedehnt. Durch Umbauprozesse der Zellen im Körper ändert sich dieser Zustand zum Teil wieder, durch aktives Üben kann er aber unterstützt werden. Zunächst ist es wichtig, die Lage und Bewegungsrichtungen des Beckenbodens kennenzulernen.

Um deinen Beckenboden zu erspüren, setze dich auf eine Stuhlkante, möglichst ohne Kissen oder Polster. Richte deine Wirbelsäule auf und spüre deine Sitzbeinhöcker auf der Stuhlkante. Stelle dir nun vor, du könntest mit der muskulären Anspannung deine Sitzbeinhöcker aufeinander zu bewegen. Spanne ein paarmal aktiv an und löse wieder.

Kannst du hier noch kein Gespür für deinen Beckenboden aufbauen, dann klemme dir ein fest gerolltes Handtuch zwischen die Beine und wiederhole die Übung. Mit der Zeit wird es einfacher für dich, den Beckenboden bzw. Mula Bandha gezielt einzusetzen. Du wirst in einigen Haltungen sicher selbst spüren, wie gut dich dieser Muskelverschluss unterstützen kann.

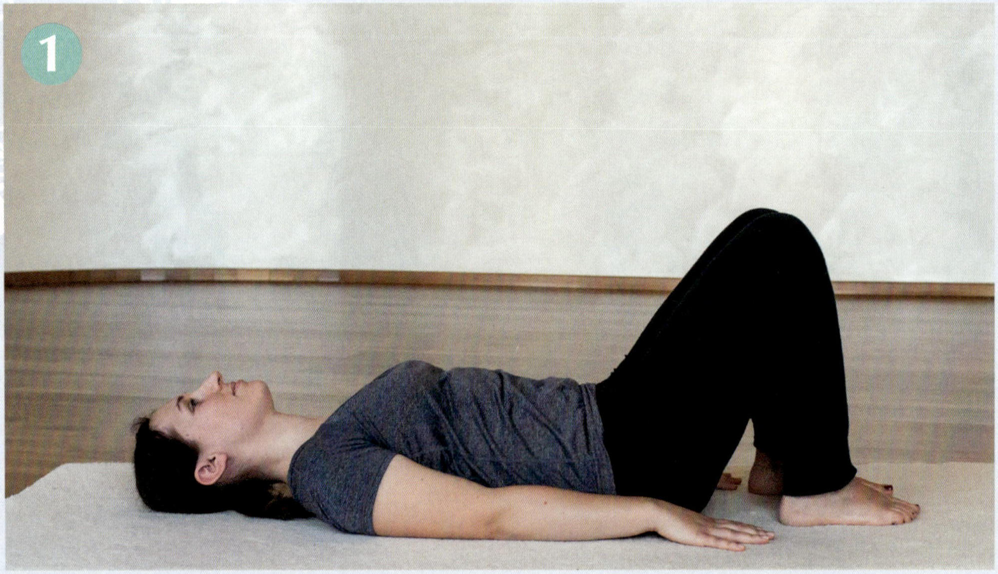
1

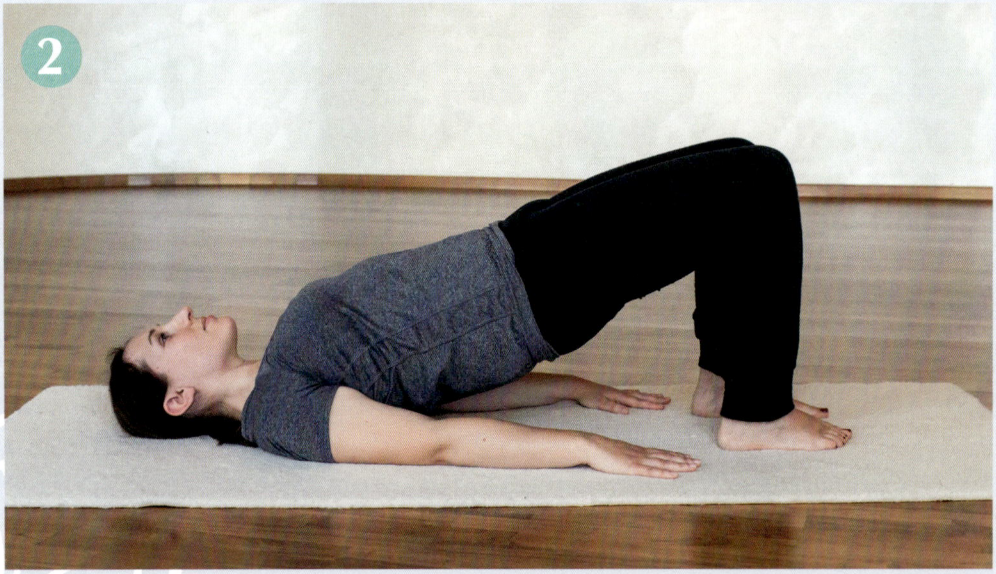
2

ÜBUNG 1:

DIE KLEINE SCHULTERBRÜCKE
Setu Bandha

Komme in Rückenlage auf deine Matte. Lege deine Arme seitlich neben dem Körper ab, die Handflächen sind nach unten ausgerichtet. Stelle nun beide Füße nah am Po auf der Matte ab. Sie sollten hüftweit geöffnet und möglichst parallel zueinander sein. Achte auch darauf, dass deine Knie nicht nach innen oder außen fallen.

Bringe nun Kraft in deine Füße und spüre einen festen Kontakt zwischen Füßen und Matte. Kippe langsam dein Becken mit der Ausatmung so, dass der untere Rücken in Kontakt mit der Matte kommt und dein Steißbein leicht nach oben gezogen wird. Hebe von hier aus dein Becken von der Matte und schiebe es so weit, wie es dir angenehm ist, nach oben. Rolle Wirbel für Wirbel nach oben, bis du auf den Schulterblättern aufliegst.

Ziehe in der Haltung deinen Bauchnabel nach innen in Richtung Wirbelsäule und dein Schambein in Richtung unterer Rippenbogen. Stelle dir vor, dass ein Faden dein Brustbein nach oben zum Himmel zieht. Nimm einige tiefe Atemzüge in der Haltung, wobei du mit jeder Ausatmung die Spannung leicht erhöhen kannst.

Verlasse die Haltung mit einer Ausatmung, indem du deine Wirbelsäule langsam wieder auf der Matte abrollst. Beende die Übung mit einer tiefen Einatmung, bei der du bewusst Bauch und Beckenboden entspannst.

Sobald du sicher in der Haltung bist, kannst du dynamisch üben, indem du mit der Ausatmung in *Setu Bandha* nach oben kommst und mit der Einatmung auf der Matte abrollst und die Spannung auflöst.

Setu Bandha bringt deine Wirbelsäule in eine sanfte Rückbeuge, bei der die lange Rückenmuskulatur aktiviert wird. Ebenso handelt es sich um eine leichte Umkehrhaltung, in der das Becken leicht höher ausgerichtet ist als das Herz. Dies erleichtert den venösen Rückfluss des Blutes zum Herzen und der Herzschlag verlangsamt sich leicht. Die Bauch- und Brustmuskulatur wird weit aufgedehnt, ebenso die Muskulatur an der Beckenvorderseite, im Lenden- und vorderen Oberschenkelbereich.

Diese Haltung wird gerne auch als *Herzöffner* bezeichnet, weil das Brustbein weit nach vorn herausschiebt und so ein intensives Gefühl von Weite im Herzraum entstehen kann.

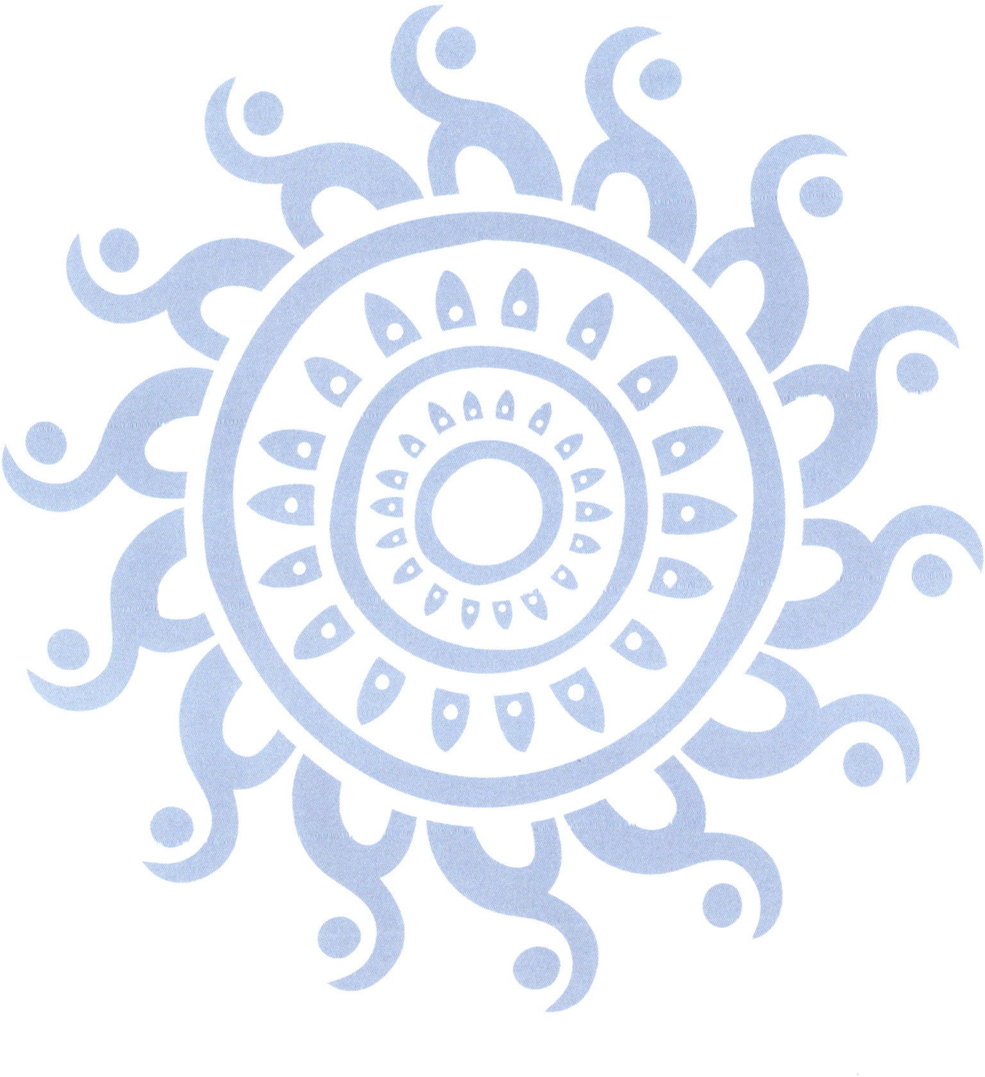

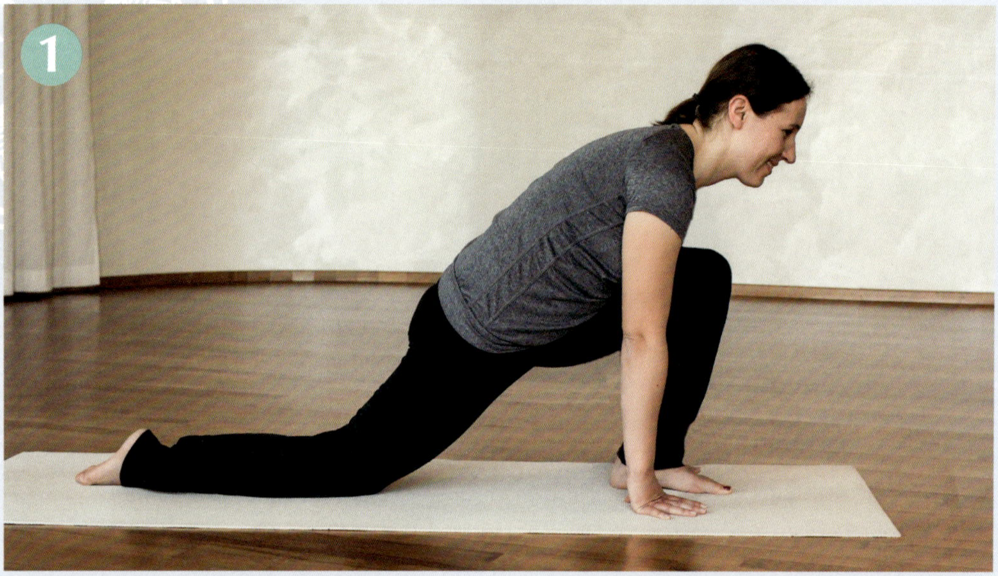
1

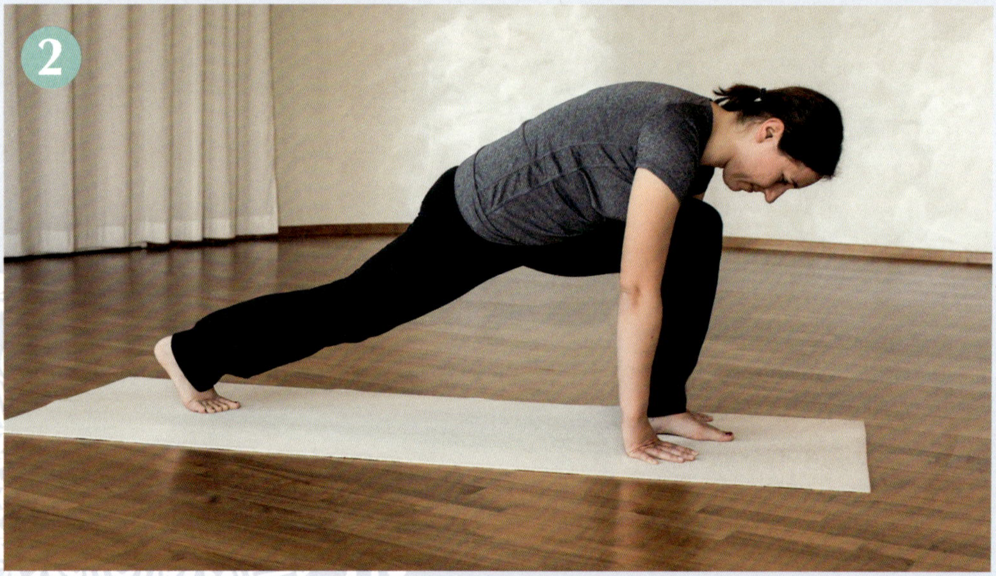
2

ÜBUNG 2:

DER LÄUFER MIT ABGELEGTEM BEIN, MIT ROTATION

Parivritta Dhavakasana

Komme in den Vierfüßlerstand. Achte darauf, dass deine Hände unter deinen Schultern positioniert sind. Hole nun dein linkes Bein nach vorne und stelle den linken Fuß außen neben dem kleinen Finger deiner linken Hand ab. Schiebe dein rechtes Bein ein Stück zurück, bis du eine angenehme Dehnung in der linken Hüfte spürst. Bringe nun deinen linken Unterarm und dein linkes Schienbein parallel zueinander und lege deine linke Schulter von innen an dein linkes Knie. Spüre hier zunächst in die Dehnungshaltung hinein.

Wenn du bereit dazu bist, gehe von hier aus in die Rotation. Mit einer tiefen Einatmung schiebe den rechten Arm über deine rechte Seite nach oben, öffne deinen Brustraum nach rechts und drehe deinen Kopf mit nach rechts. Wenn du sehr beweglich in der Halswirbelsäule bist, kannst du deinen Blick auch zu deiner rechten Hand heben. Schenke dir einige tiefe Atemzüge in der Haltung. Spüre die Kraft in deinen Beinen und halte den Oberkörper mit Leichtigkeit in der rotierten Öffnung.

Mit einer langen Ausatmung bringe schließlich den rechten Arm wieder zurück und stelle die rechte Hand unter deiner rechten Schulter ab. Komme zurück in den Vierfüßlerstand und übe von hier aus auch die andere Seite, bringe also dein rechtes Bein nach vorne und öffne dich dann nach links.

Im *Läufer* werden die Hüftgelenke weit gegengleich geöffnet und das Becken dabei nach vorn ausgerichtet. Eine wunderbare Gegenbewegung zum täglichen Sitzen auf Stühlen oder im Auto. Durch die Drehung im Oberkörper wird die Wirbelsäule besonders im Brustwirbelbereich mobilisiert, was hilfreich bei Fehlhaltungen oder Fehlstellungen ist. Die Schultern öffnen ebenfalls und erhöhen so den Bewegungsradius der Arme.

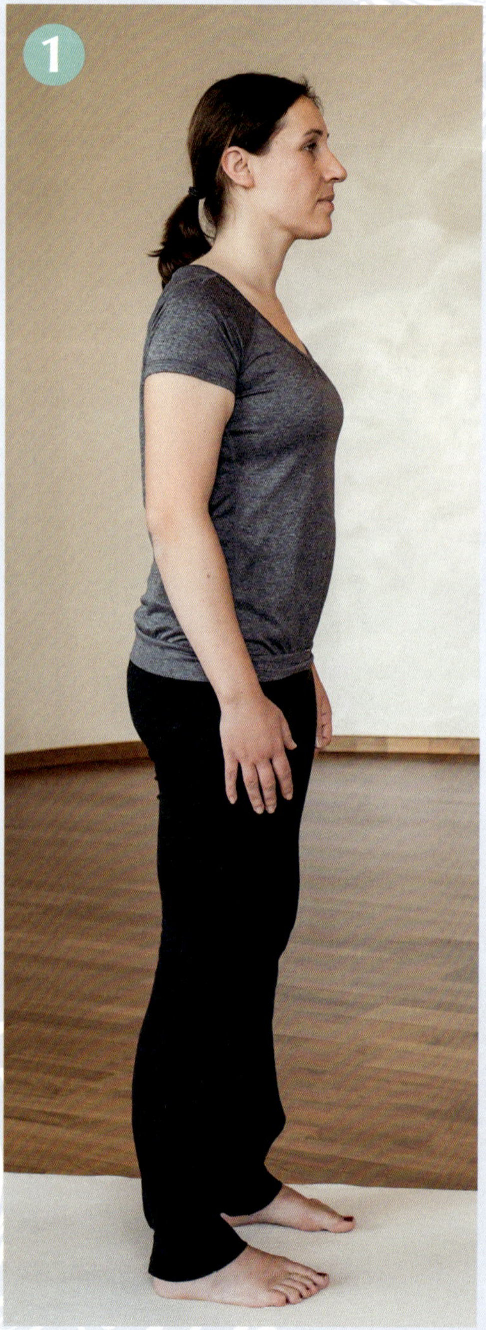

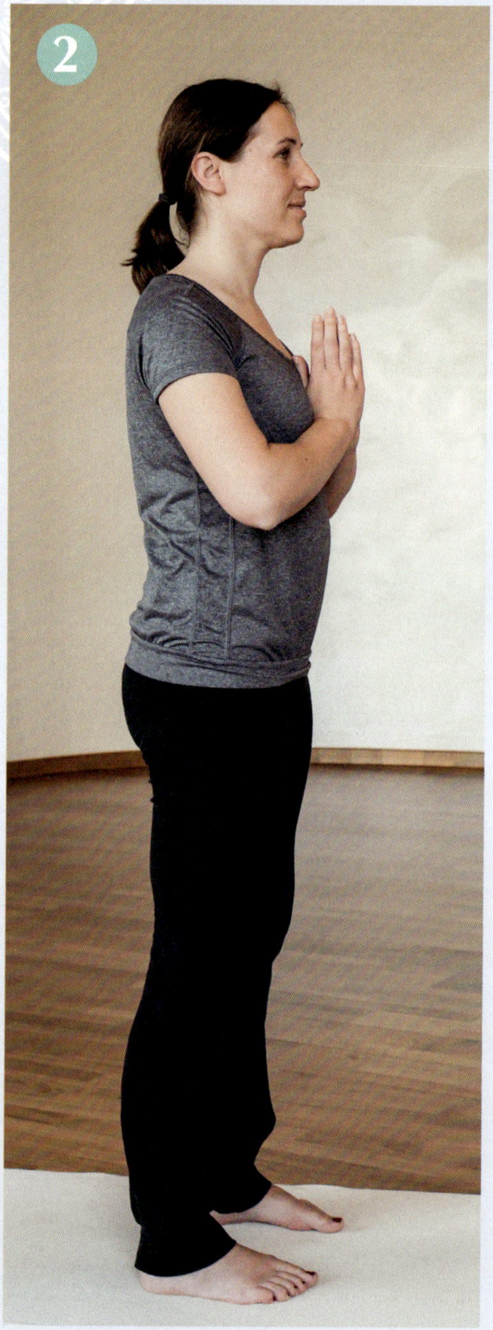

ÜBUNG 3:

DIE BERGHALTUNG
Tadasana

Stelle dich auf deine Matte. Richte deine Aufmerksamkeit zunächst auf deine Füße. Stelle sie hüftweit geöffnet ab, also so weit auseinander, dass ein weiterer Fuß bequem dazwischen passen würde. Richte dann deine Füße parallel zueinander aus. Probiere aus, ob du dich dabei lieber an den Fußaußen- oder -innenkanten orientieren möchtest.

Hebe einmal deine Zehen von der Matte an und lege sie anschließend locker und leicht gespreizt auf der Matte wieder ab. Nimm wahr, wie deine Fersen, deine Fußaußenkanten und deine Zehenballen festen Kontakt zur Matte haben, während dein Fußgewölbe leicht von der Matte angehoben ist. Schiebe mit leichter Kraft deine Fußaußenkanten fester in die Matte, sodass sich dein Fußgewölbe anspannt. Spüre eine diagonale Spannung zwischen der Mitte deiner Ferse und dem großen Zehenballen. Diese Spannung kann sich nun in deine Beine spiralförmig nach oben fortsetzen.

Dies richtet dein Becken leicht auf. Spüre in deine Wirbelsäule hinein. Lasse sie über deinem Becken nach oben streben. Dein Bauchnabel zieht dabei leicht nach innen, dein Brustbein strebt nach vorn und deine Schulterblätter ziehen leicht aufeinander zu. Lasse die Schultern noch einmal bewusst sinken. Richte deinen Kopf so aus, dass dein Hals faltenfrei und dein Nacken lang ist. Lasse nun deinen Atem fließen und schenke ihm deine Aufmerksamkeit. Wenn du magst, schließe deine Augen.

Tadasana ist eine der Grundhaltungen im Yoga, die uns befähigt, unseren Körper in seinem Ist-Zustand wahrzunehmen. Der feste Kontakt beider Füße zur Matte wirkt sich direkt auf die restlichen Körperteile, die darüber liegen, aus. Hier kannst du Fehlhaltungen achtsam aufspüren und durch Muskelarbeit ausgleichen. Ob in den Füßen, den Beinen, im Becken, in der Wirbelsäule, den Schultern oder deinem Nacken – spüre hier ganz achtsam in deinen Körper hinein. Je besser du deinen Körper hier kennenlernst, umso leichter kannst du auch in anderen Haltungen auf eventuelle Schiefhaltungen mit Muskelaktivität reagieren.

Für die vollkommen aufgerichtete Standhaltung ist eine Menge Achtsamkeit notwendig, weshalb *Tadasana* auch *Samasthiti* genannt wird, was *Achtsamkeit in allen Teilen meiner selbst* bedeutet.

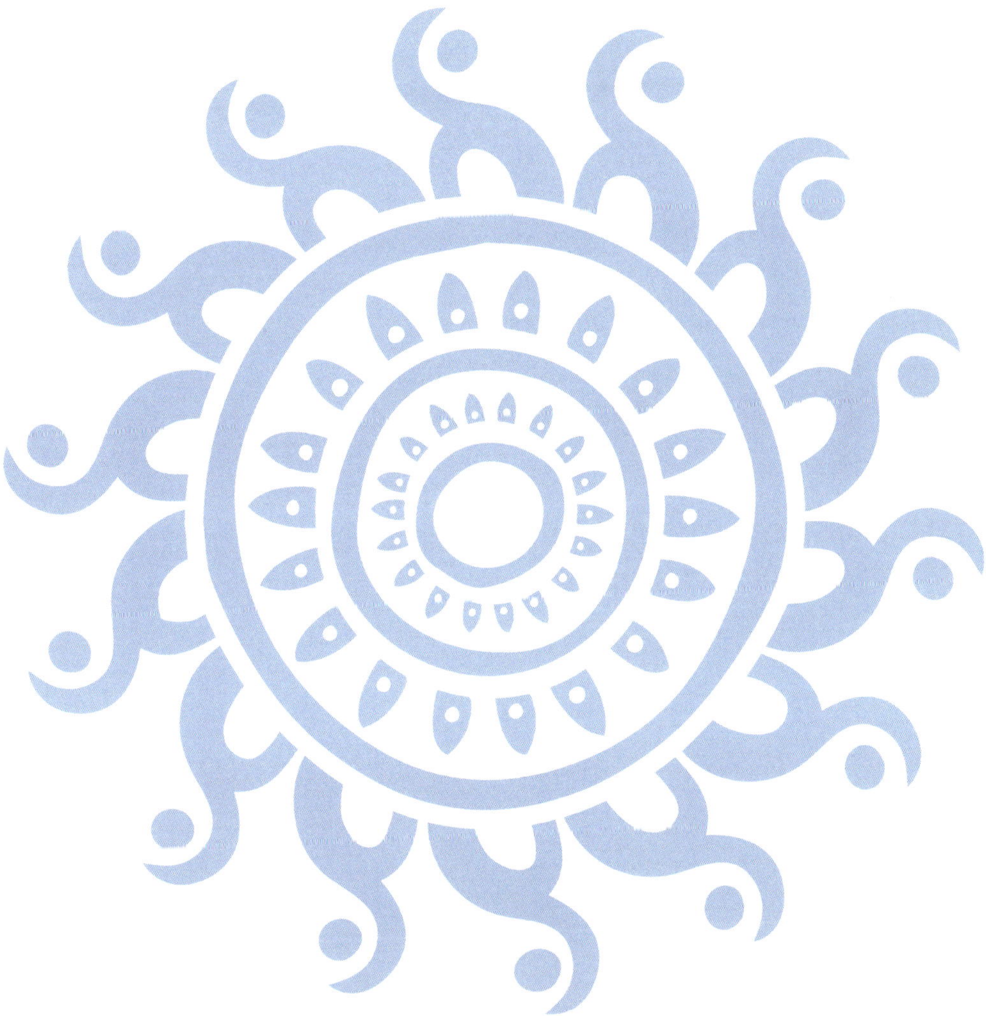

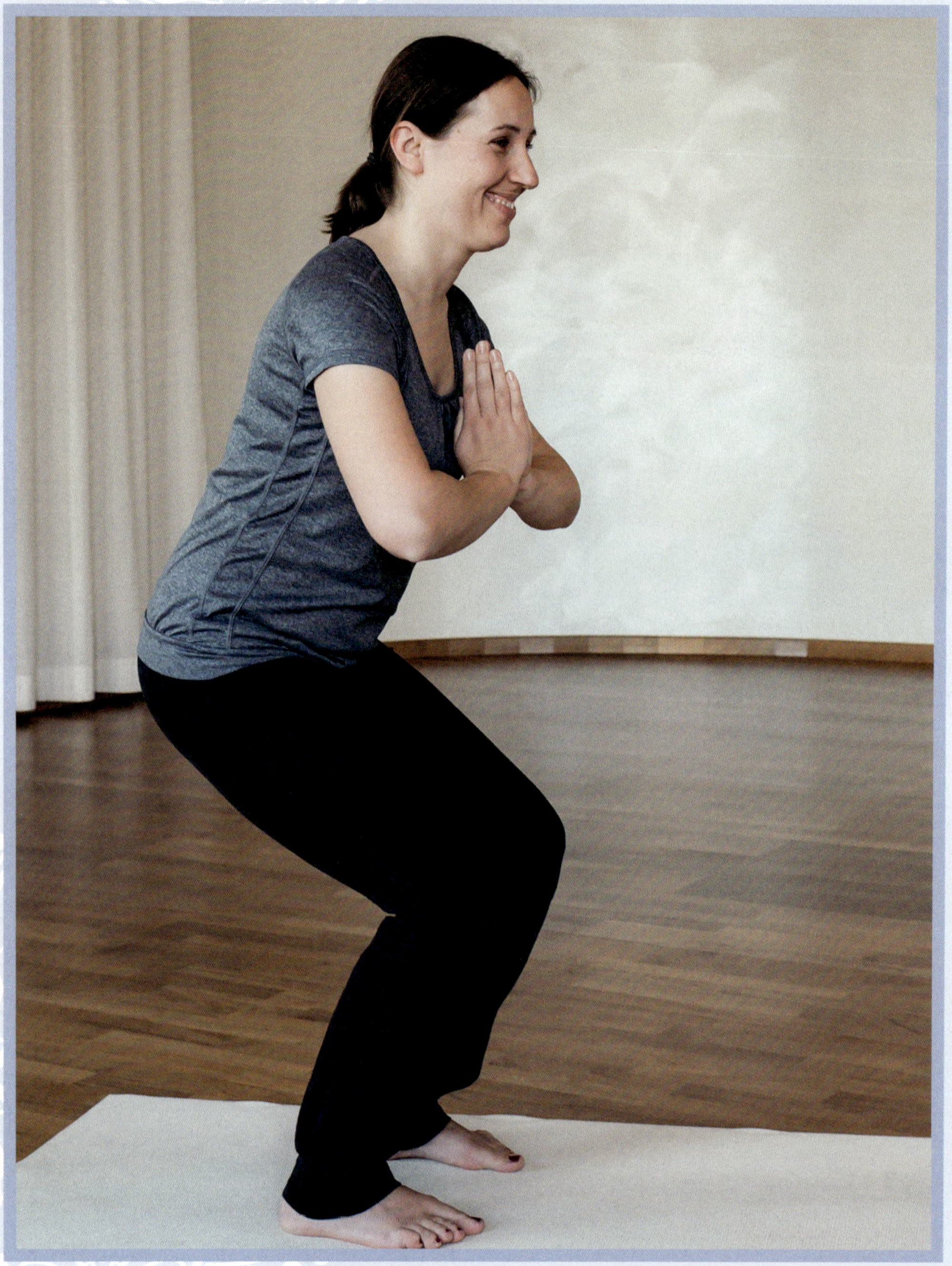

ÜBUNG 4:

DER STUHL
Utkatasana

Beginne in *Tadasana*. Lege deine Handflächen aneinander und vor dein Herz, sodass deine Ellbogen nach außen streben und deine Schulterblätter aufeinander zu geschoben werden. Beuge deine Beine so, dass die Knie über den Füßen bleiben und dein Po tief sinkt. Ziehe dabei deinen Bauchnabel nach innen und dein Schambein in Richtung des unteren Rippenbogens. Der Rücken bleibt lang.

Halte die Spannung besonders in den Füßen und in der Körpermitte aufrecht, bleibe im Oberkörper mit geradem Rücken leicht nach vorn gebeugt. Atme auch in dieser Haltung tief und genieße die Kraft in der Haltung. Drücke dich aus den Beinen heraus wieder zurück in *Tadasana* und löse alle Spannung auf.

Utkatasana verleiht Standfestigkeit und Stabilität. Die Fuß- und Beinmuskulatur wird gekräftigt, das Becken und die Wirbelsäule aufgerichtet. Auch die Rumpfmuskulatur wird aktiviert. Durch die Vertiefung des Atems wird der Kreislauf angeregt, sodass der gesamte Körper sich anschließend wach und vitalisiert anfühlt.

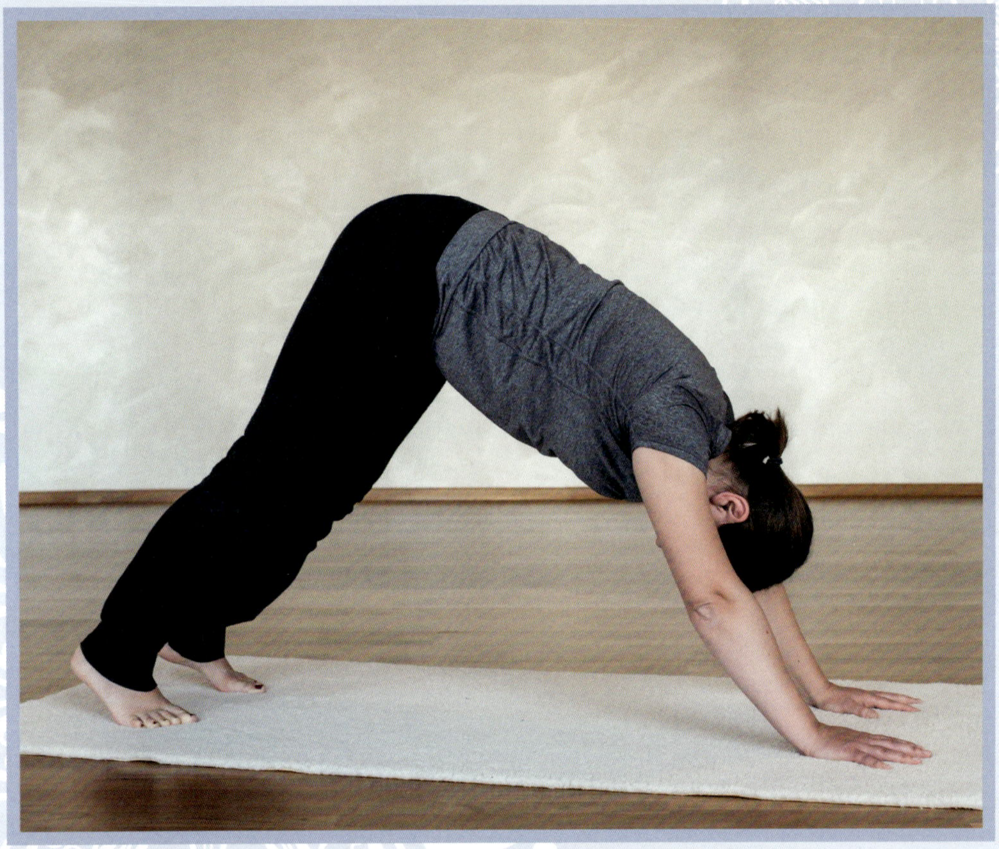

ÜBUNG 5:

DER HERABSCHAUENDE HUND *Adho Mukha Svanasana*

Beginne im Vierfüßlerstand mit aufgestellten Zehen. Achte darauf, dass deine Hände unter deinen Schultern stehen und du deine Finger weit gespreizt fest auf der Matte ablegst.

Schiebe von hier aus deinen Po in Richtung deiner Fersen und löse dabei die Knie von der Matte. Strecke nun deine Beine, bis sie nur noch leicht gebeugt sind. Deine Fersen streben zum Boden, dein Steißbein schiebt nach oben. Deine Schulterblätter schieben aufeinander zu und in Richtung deines Beckens. Dein Kopf hängt locker nach unten und deine Arme sind lang.

Richte deine Ellbogen so weit wie möglich nach hinten aus und bringe Weite zwischen deine Schultern. Ziehe deinen Bauchnabel nach innen, um den unteren Rücken zu stützen. Spüre die Länge auf deiner Körperrückseite und schiebe die Fersen mit jeder Ausatmung vielleicht noch etwas tiefer. Um aus der Haltung herauszugehen, senke deine Knie zurück zur Matte und komme zum Ausgleich in Balasana.

In dieser Yogahaltung werden die Hände, Handgelenke und Schultern intensiv gekräftigt. Die Wirbelsäule wird gestreckt und so die Bandscheiben entlastet. Der Brustkorb erfährt eine Öffnung, was den Atem vertieft und so anregend auf den Kreislauf wirkt. Die Beinrückseiten werden ebenfalls gedehnt und die Füße gekräftigt. Dadurch, dass der Kopf hier tiefer als das Becken ausgerichtet ist, nimmt die Durchblutung im Kopf zu und man fühlt sich nach der Haltung wacher und aufnahmebereiter.

Der *herabschauende Hund* wirkt aber gleichzeitig beruhigend, weil der Blick nach unten gerichtet ist und so die innere Einkehr erleichtert. Willenskraft und Selbstvertrauen werden gestärkt.

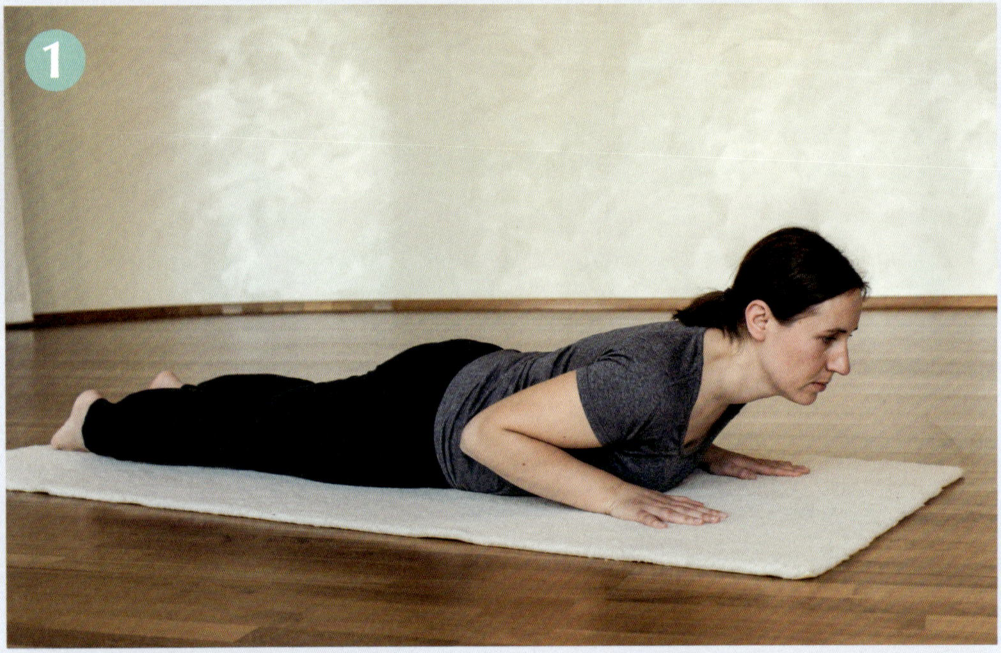
1

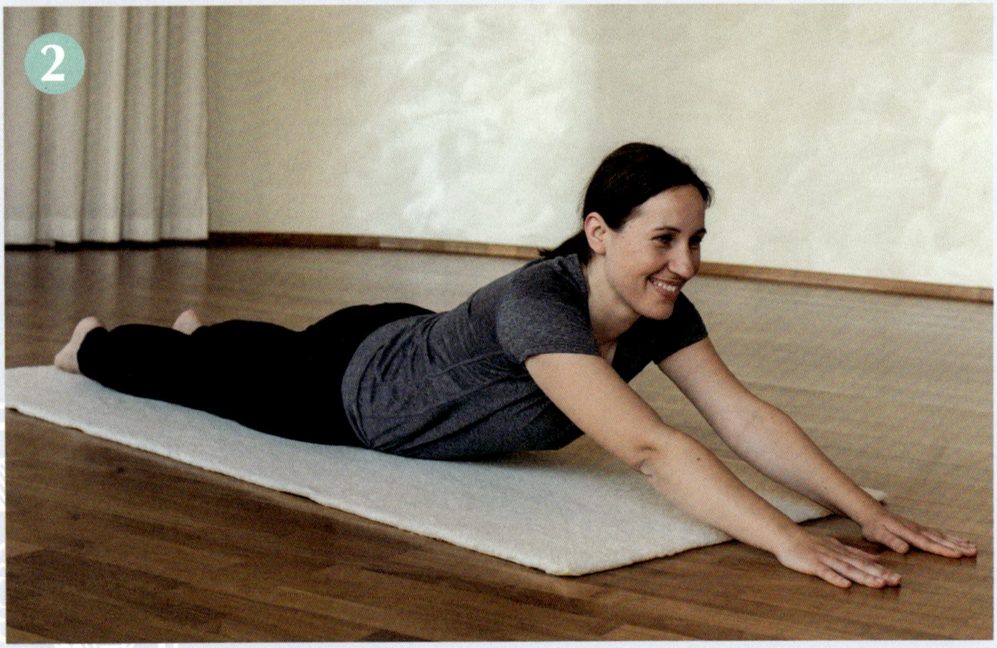
2

ÜBUNG 6:

DIE KOBRA
Bhujangasana

Komme auf deiner Matte in Bauchlage. Lege deinen Fußspann auf der Matte ab und deine Hände unterhalb deiner Schultern. Schiebe nun dein Becken in die Matte und ziehe dich im Oberkörper nach oben, ohne dabei Kraft in die Hände zu geben. Ziehe deine Schulterblätter nach unten in Richtung deiner Beine. Hebe den Kopf nur so weit mit an, bis deine Halswirbelsäule die Rundung deiner unteren Wirbelsäule fortsetzt.

Atme tief und spüre, wie die Atembewegung dich hebt und senkt. Wenn du magst, hebe deine Hände ein paar Millimeter von der Matte an. Die Ellbogen bleiben dabei eng am Körper. Lasse dich mit einem Ausatmen wieder zurück in die Bauchlage sinken, um aus der Haltung wieder herauszugehen und spüre hier nach.

In der *Kobra* wird die Rücken- und Nackenmuskulatur intensiv aktiviert. Auch Po, Oberschenkel und Beckenboden werden fest angespannt. Die Bauchmuskulatur wird gedehnt und der Brustkorb nach vorn und oben geöffnet. Durch tiefes Atmen in der Haltung wird die Atemhilfsmuskulatur unterstützt. Die Funktion der inneren Organe wird angeregt.

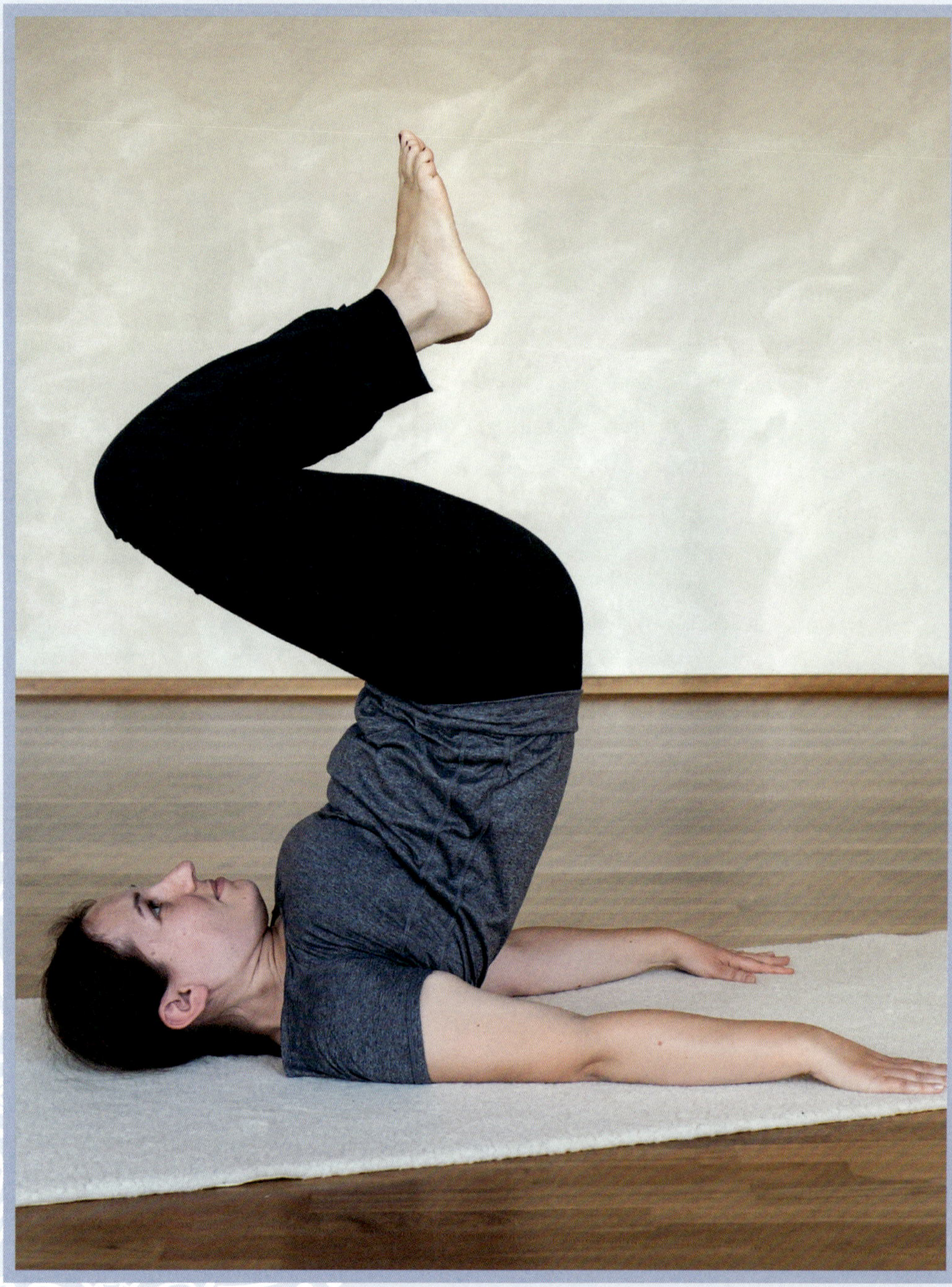

ÜBUNG 7:

DER HALBE SCHULTERSTAND („RUHENDER SEE")
Viparita Karani

Beginne in der Rückenlage auf deiner Matte. Stelle deine Füße auf und lege deine Hände seitlich neben dem Körper auf der Matte ab. Die Handflächen schauen nach unten. Schiebe nun deine Knie zum Oberkörper heran und hebe dein Becken aus dem Bauch heraus, um deine Knie leicht gebeugt über deiner Stirn auszurichten. Hebe dein Becken so weit, dass du gut die Balance halten kannst und nicht nach vorne oder hinten fällst. Halte Kraft und Spannung in deiner Körpermitte und in den Beinen, die Fußspitzen bleiben herangezogen.

Deine oberen Atemwege werden in dieser Haltung leicht zusammengepresst. Versuche trotzdem, deinen Atem ruhig und gleichmäßig fließen zu lassen. Richte deinen Blick gerade zu deinen Füßen aus und drehe deinen Kopf in dieser Haltung nicht seitwärts. Um aus der Haltung wieder herauszukommen, lasse deine Beine langsam und vorsichtig zurück auf die Matte sinken. Vermeide, zu schnell wieder aus der Haltung zu fallen.

In dieser Haltung arbeiten die Bauchmuskeln intensiv, auch Beine und Füße sind aktiv. Der Rücken wird gestreckt und damit die Rückenmuskulatur gedehnt. Die inneren Organe werden massiert und angeregt und der Blutfluss in Nacken, Hals und Kopf gefördert. So werden insbesondere die Drüsen, die in diesem Teil unseres Körpers liegen, angeregt.

Viparita Karani dient der Selbstreflexion und lässt den Geist zur Ruhe kommen. Stress und Ängste können hier reduziert werden.

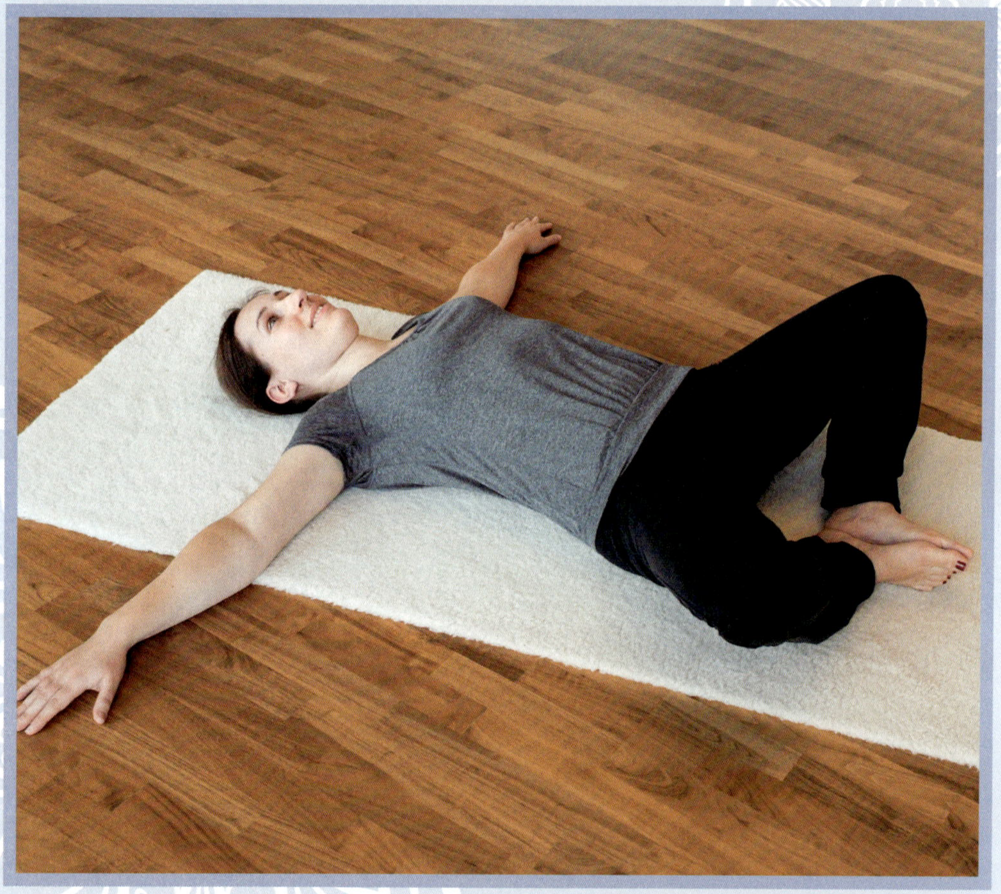

ÜBUNG 8:

DER SCHMETTERLING

Komme in Rückenlage auf deine Matte. Lege hier deine Fußsohlen aneinander und lasse bequem deine Knie nach außen sinken. Lege deine Arme auf Schulterhöhe am Boden ab oder ziehe sie über den Kopf und verschränke deine Ellbogen und Hände miteinander. Der Winkel, in dem deine Beine hier nach außen öffnen, hängt vor allem von deinen individuellen Voraussetzungen ab. Diese Haltung kommt aus dem Yinyoga und wird daher passiv ausgeführt.

Um es dir bequemer zu machen, kannst du auch rechts und links von dir zwei dicke Kissen bereitlegen, in die deine Knie sinken dürfen. Hier soll der Beckenboden entspannen und aktiv losgelassen werden. Lenke also deine Aufmerksamkeit auf deinen Atem. Je tiefer du in den Bauch atmest, umso mehr kann dein Beckenboden entspannen. Durch die Entspannung der Muskulatur wird das Bindegewebe auseinandergezogen. Dadurch wird es weicher und innere Anspannung, auch mental, kann losgelassen werden.

In dieser Haltung bringst du deine Wirbelsäule ganz in ihre natürliche Form, sodass deine Bandscheiben entlastet und neutralisiert werden. Sie ist eine schöne Ausgleichshaltung oder gut geeignet, um deine Yogapraxis zu beenden und noch einmal ganz tief in dich hineinzuspüren. Durch die geöffnete Haltung in deinen Hüftgelenken und den Schultern förderst du deine Hingabe an dich selbst.

Möchtest du den *Schmetterling* als vorbereitende Übung für hüftöffnende Haltungen nutzen, dann kannst du eine dynamische Variante wählen. Dabei schiebst du aus der geöffneten Haltung deine Knie ganz langsam in mehreren Atemzügen aufeinander zu und lässt sie dann mit einem Ausatmen wieder auseinandersinken. Dies kräftigt besonders die Innenseiten deiner Oberschenkel.

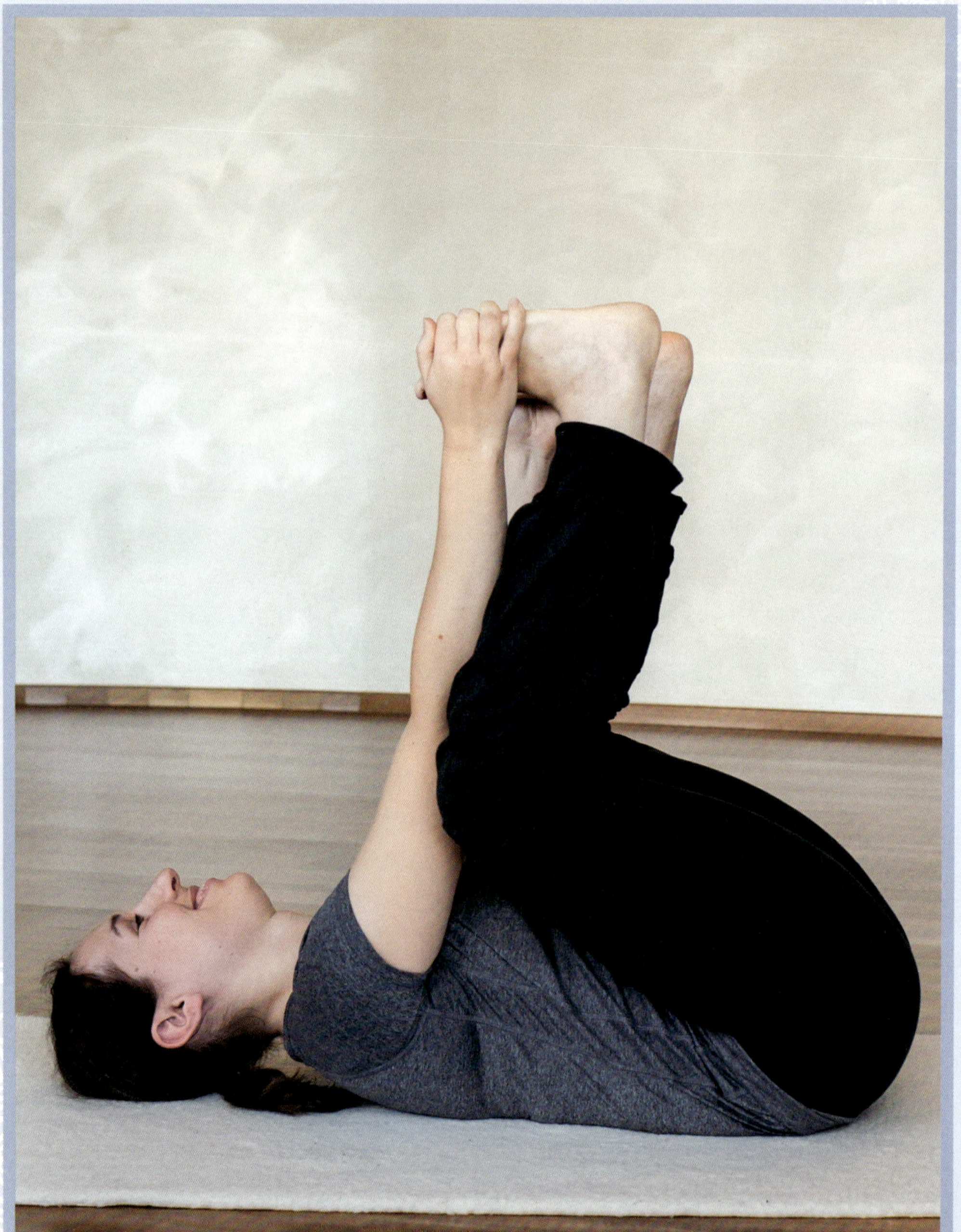

ÜBUNG 9:

DAS GLÜCKLICHE BABY

Ananda Balasana

Diese Übung kannst du dir vielleicht sogar bei deinem Kind abgucken. Gerade in den ersten sechs Monaten nehmen die Säuglinge diese Haltung noch gerne ein, weil sie sehr der Haltung innerhalb der Gebärmutter entspricht.

Beginne wieder in Rückenlage. Ziehe deine Knie zu dir heran. Führe nun deine Hände innen an den Beinen entlang zu den Außenkanten deiner Füße. Die Fußsohlen streben zum Himmel, während die gebeugten Knie außen an den Achselhöhlen entlang nach unten streben. Dein Kopf liegt entspannt auf der Matte auf und du schiebst den unteren Rücken zurück zur Matte.

Während diese Haltung für dein Kind bequem und vollkommen natürlich ist, kann es sein, dass du hier schnell an deine Grenzen stößt. Akzeptiere deine Grenze dort, wo du sie spürst und ziehe dich nicht gewaltsam tiefer in die Haltung hinein. Solltest du mit den Händen nicht nach den Füßen greifen können, dann greife in deine Kniekehlen, um die Oberschenkel nach unten in Richtung deines Oberkörpers zu ziehen. Löse auch hier deine Bauchdecke und den Beckenboden und atme tief und entspannt durch deine Nase.

Durch die Rückenlage kann deine Wirbelsäule hier in einer neutralen Haltung verbleiben. Deine Hüftgelenke werden stark in einem Winkel geöffnet, der im Alltag kaum eine Rolle spielt. Durch diese Öffnung bringst du Entspannung in deinen Lendenwirbel- und Beckenbereich. Gleichzeitig werden deine Hüftgelenke mit Gelenkflüssigkeit „geschmiert“, was ihre Funktion fördert. Das *glückliche Baby* fördert deine Lebensfreude!

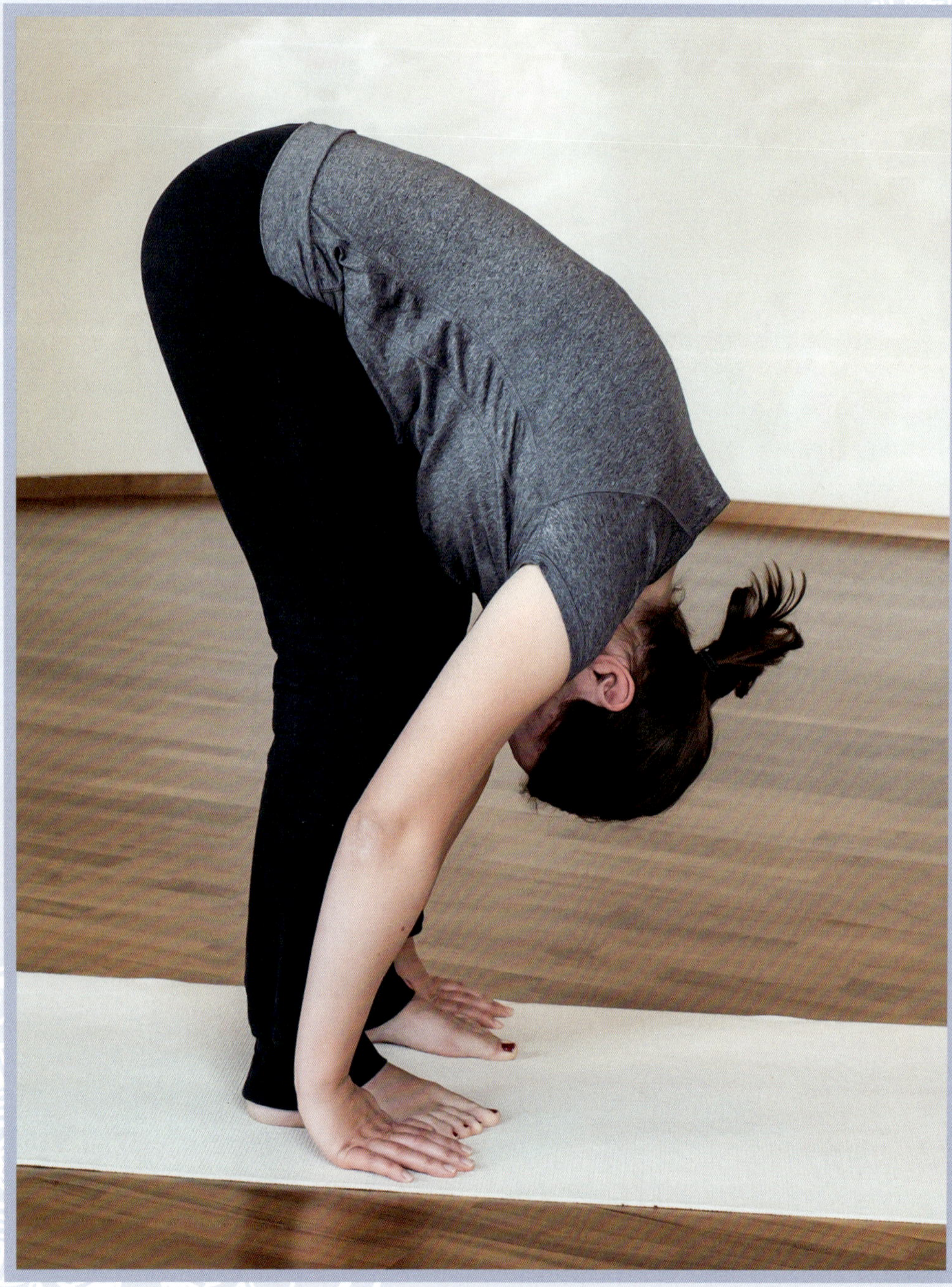

ÜBUNG 10:

DIE VORBEUGE
Uttanasana

Beginne im Stehen im vorderen Drittel deiner Matte. Richte deine Füße hüftweit geöffnet und parallel zueinander aus. Spüre die feste Verbindung beider Füße zur Matte. Atme hier einmal tief ein und lasse dich mit der Ausatmung im Oberkörper nach unten sinken.

Die Fingerspitzen streben zum Boden. Die Knie dürfen hier gerne gebeugt bleiben. Schiebe nun bewusst deine Sitzbeinhöcker nach außen und oben und löse alle Spannung aus dem Bauch und dem Beckenboden. Vielleicht kannst du auch die Hände vor dir auf der Matte ablegen.

Fällt dir das sehr leicht, dann bringe Spannung in deine Oberschenkel und versuche, die Beine wieder zu begradigen. Bringe mit jeder Einatmung in der Haltung mehr Länge in deine Körperrückseite und sinke mit jeder Ausatmung bewusst tiefer in die Haltung hinein.

Um aus der Haltung wieder herauszukommen, kannst du dich langsam wieder nach oben aufrollen oder die Knie tief beugen und dich mit geradem Oberkörper aus den Oberschenkeln nach oben drücken.

Uttanasana ist eine Haltung, die besonders bei Verspannungen und Schmerzen im Rücken hilfreich ist. Die gesamte Körperrückseite wird verlängert, von den Fersen bis in den Hinterkopf. So werden die hinteren Muskeln der Beine, des Beckens, rund um die Wirbelsäule und bis in den Nacken gedehnt. Durch eine verlängerte Ausatmung werden Spannungen gelöst und der Geist zur Ruhe gebracht. Der Stoffwechsel wird angeregt und die Konzentration gesteigert.

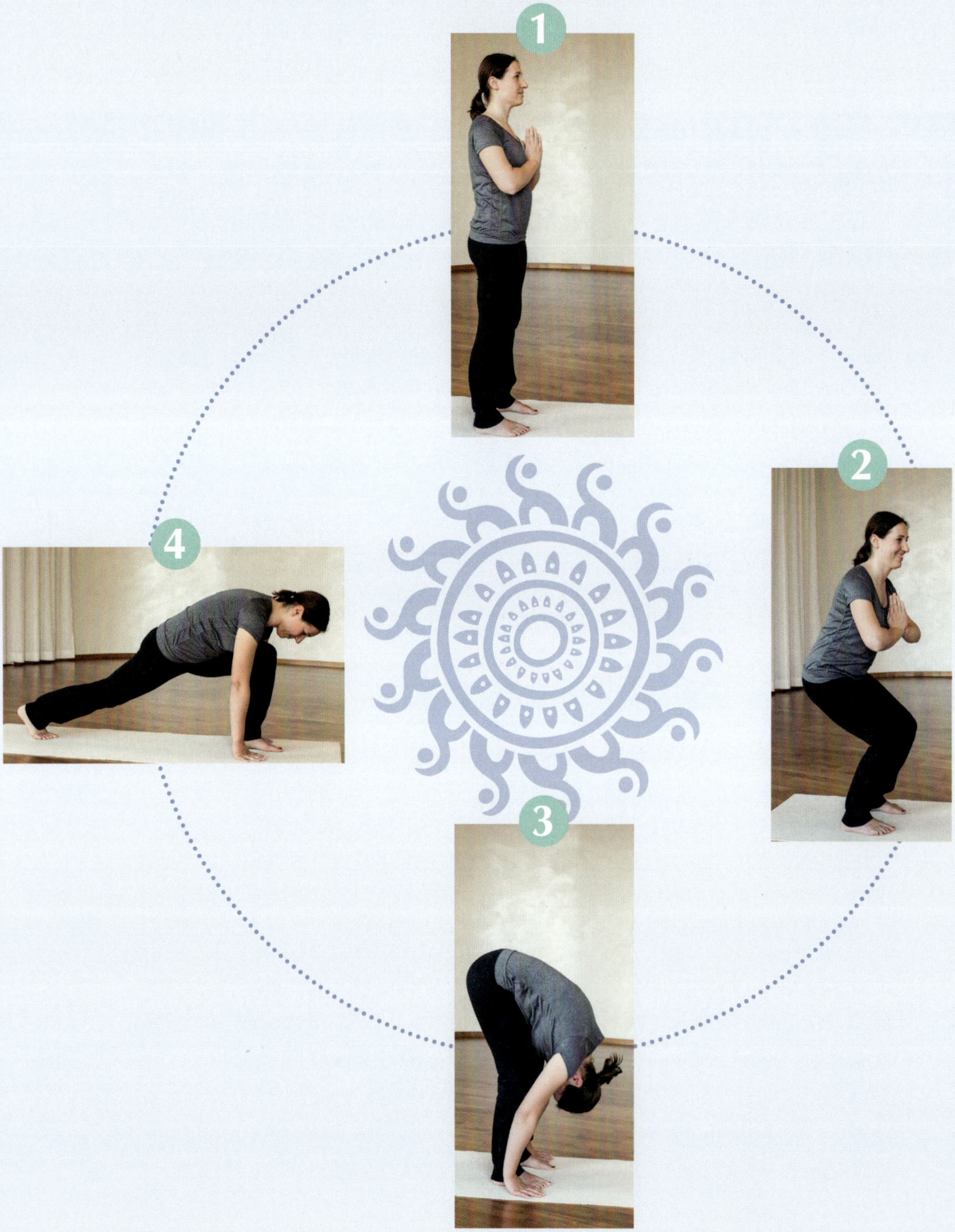
1
2
3
4

FLOW MULA BANDHA, DER BECKENBODEN IM FOKUS

Beginne in *Tadasana* und baue die Haltung zunächst, wie oben beschrieben, auf. Atme einmal tief ein und setze dich mit dem Ausatmen tief in *Utkatasana*, den *Stuhl*. Atme hier wieder ein und senke den Oberkörper mit der nächsten Ausatmung tief in *Uttanasana*, die Vorbeuge. Stelle deine Hände unter deinen Schultern auf der Matte ab und setze das linke Bein nach hinten. Atme auch hier lange aus und ein, bevor du den linken Fuß wieder nach vorne holst und in der Vorbeuge erneut ausatmest. Mit dem nächsten Ausatemzug beugst du die Beine weit und richtest dich zum *Stuhl* auf. Atme tief ein und richte dich mit dem nächsten Ausatmen wieder auf in *Tadasana*.

Zunächst ist es nicht ganz einfach, den Bewegungsflow mit dem Atem zu verbinden. Doch mit etwas Übung wird es dir immer leichter fallen und du lernst deinen Atem und deine Bewegungen immer besser kennen. Begegne dir mit Geduld und Respekt und überfordere dich nicht.

Dieser Flow wirkt aktivierend und fördert einen tiefen, gleichmäßigen Atem, der sich mit der Bewegung in eine Einheit verbinden soll. Er kräftigt deine Füße, Beine und die Muskulatur des Beckenbodens und des Rumpfs. Gleichzeitig dehnst du die Körperrückseite und die Atemmuskulatur. Deine Balance wird herausgefordert und deine Konzentration erhöht. Er ist eine schöne Vorbereitung auf weitere Standhaltungen oder Flows im Stand.

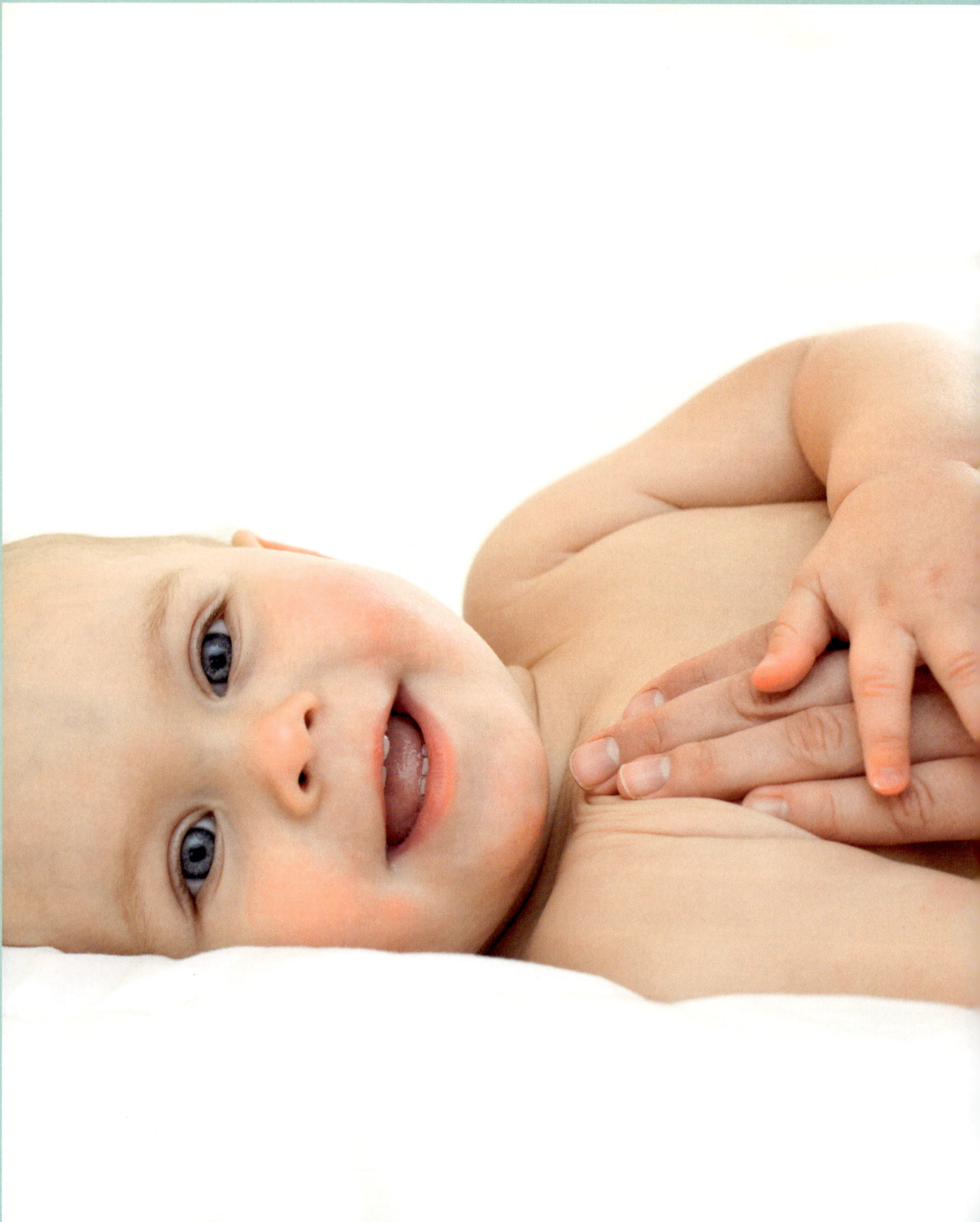

5

Zeit für dein Kind 2:

Intensive Massage

SCHRITT 1:

Du kannst alle Massagegriffe, wie auf den Fotos gezeigt, an deinem bekleideten Kind durchführen. Möchtest du eine intensivere Babymassage machen, dann achte darauf, dass der Raum dafür warm genug ist und auch deine Hände warm sind. Benutze ein Öl, das dein Kind gut verträgt. Auch das Öl kannst du vorher leicht anwärmen.

Beginne die Massage immer gerne mit einer *Golddusche*, wie oben beschrieben.

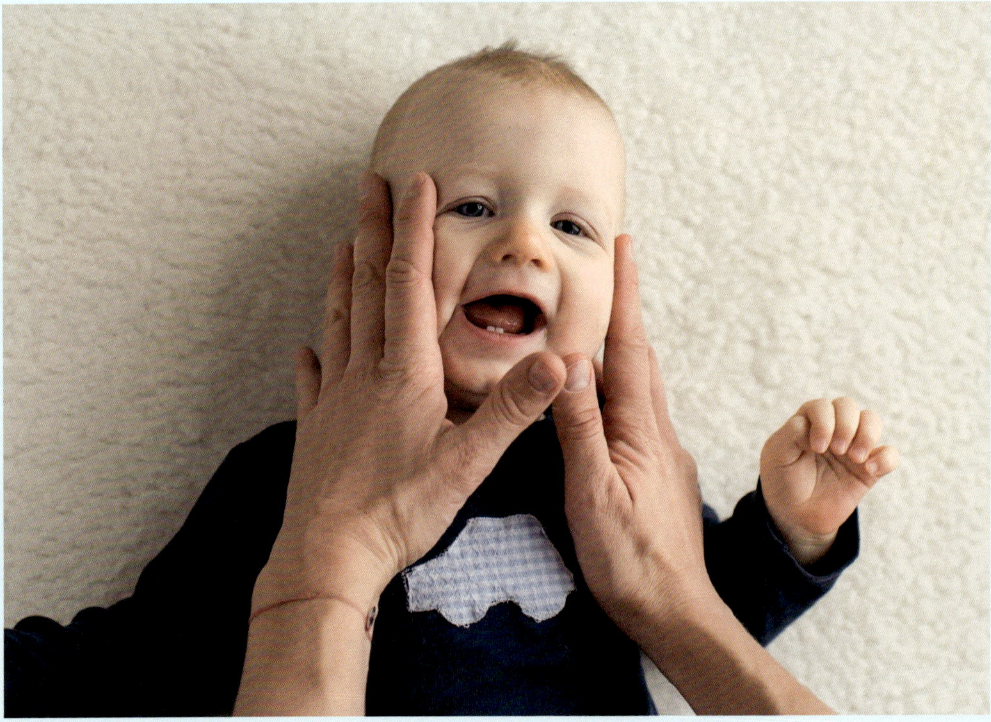

SCHRITT 2:

Lege nun beide Hände flach auf die Brust deines Kindes. Stelle gerne Augenkontakt her und sprich mit deinem Kind. Vielleicht magst du ihm erzählen, dass du jetzt eine schöne Massage mit ihm beginnst.

Streiche nun mit beiden Händen von der Brust aus nach oben und um die Schultern herum. Übe leichten Druck aus, um einen Massageeffekt zu erzielen. Wenn du dir unsicher bist, zeige es deinem Kind nicht, sondern lasse dich von deiner Intuition leiten.

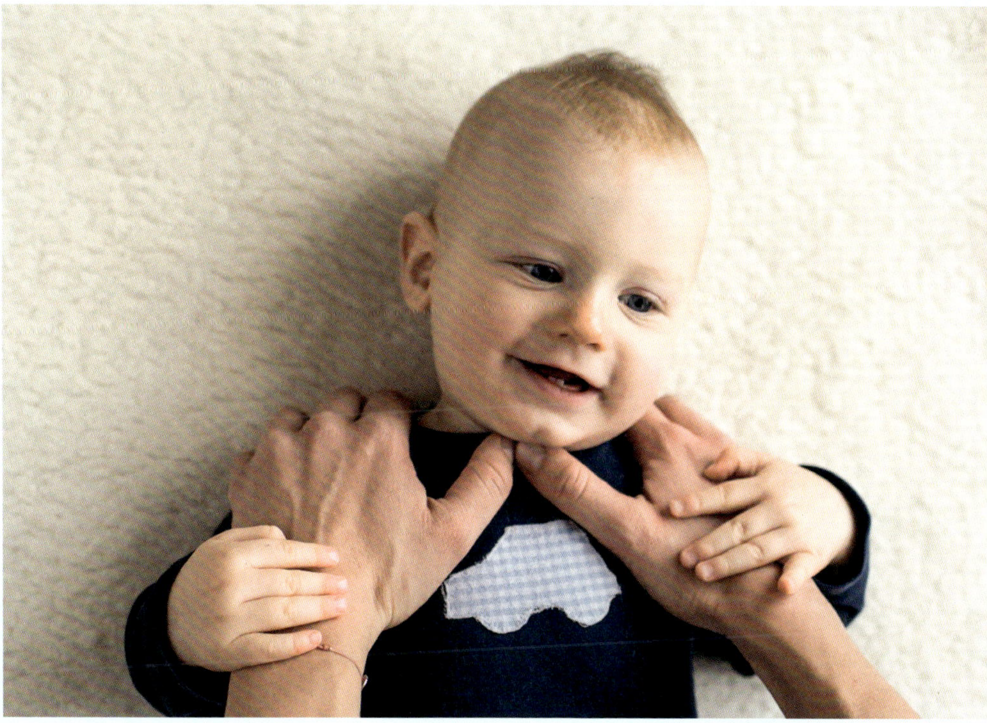

SCHRITT 3:

Streiche dann, von der Brust ausgehend, in die Flanken, also unterhalb der Arme um den Brustkorb herum.

1

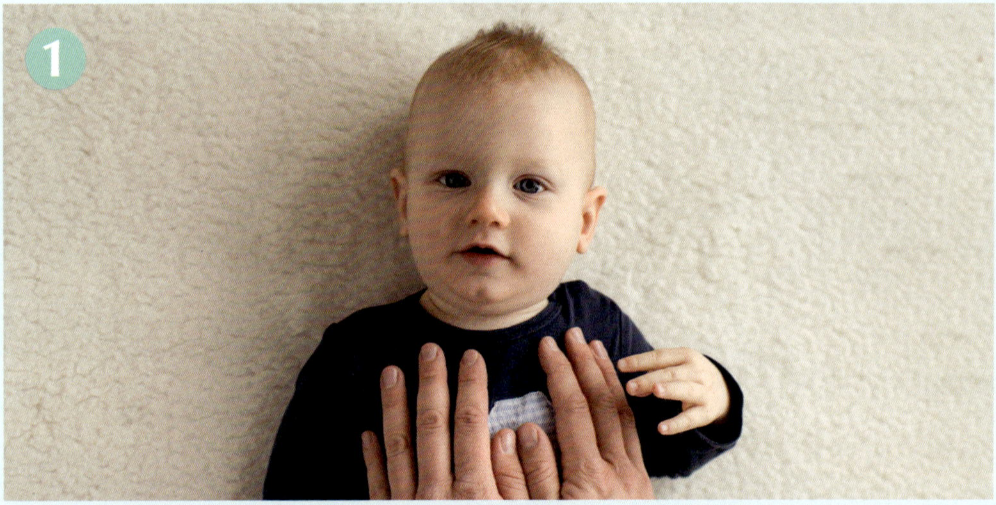

2

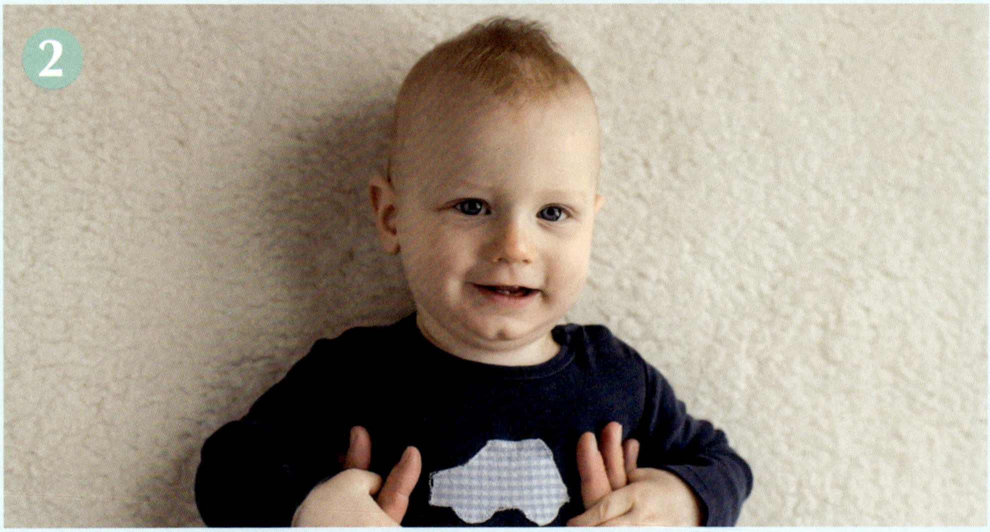

SCHRITT 4:

Lege nun deine Hände um den Brustkorb und streiche diagonal immer von unten nach oben zur Schulter und zurück. Wechsle mit der rechten und der linken Hand ab.

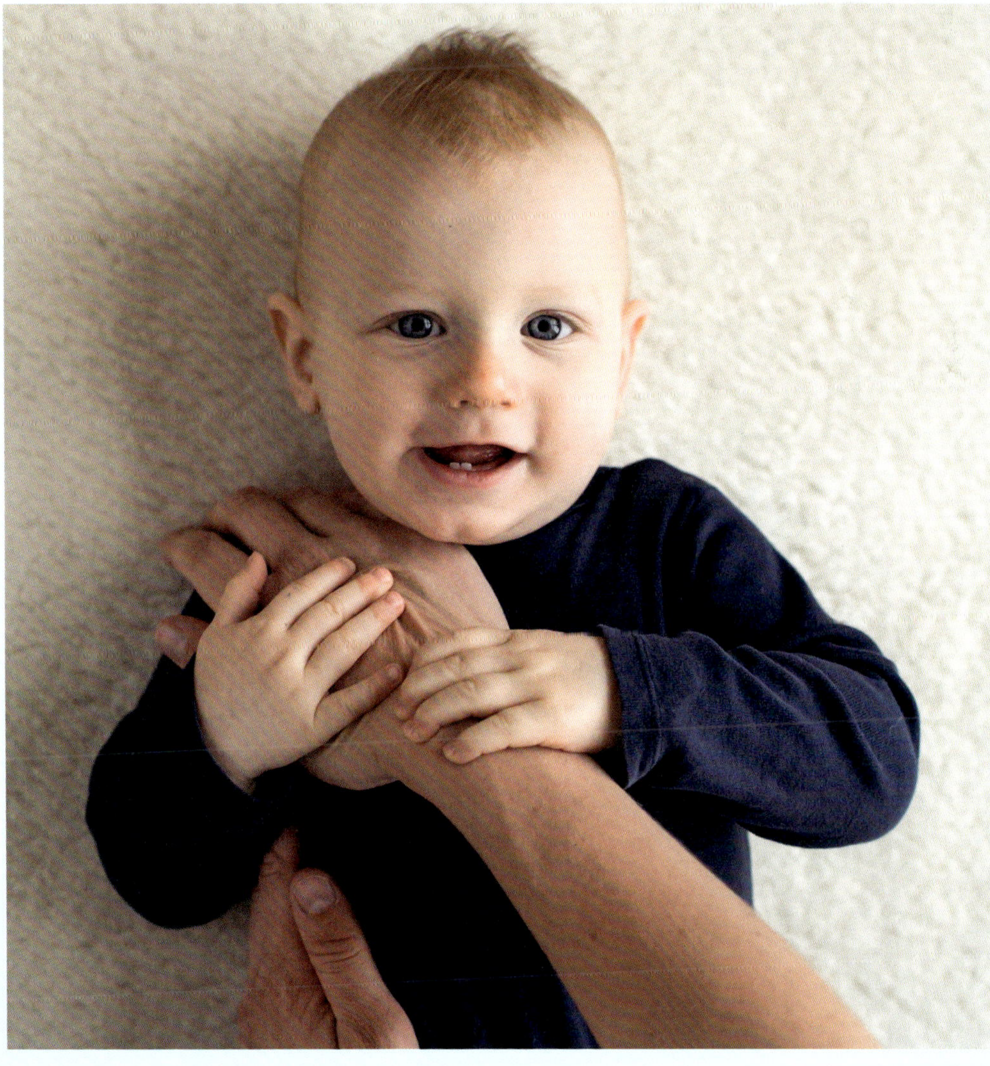

SCHRITT 5:

Lege deine Hände auf den Bauch deines Kindes und spüre die Wärme zwischen Bauch und Händen. Sei ganz aufmerksam! Vielleicht kannst du hier ja auch die Atembewegung deines Kindes spüren?

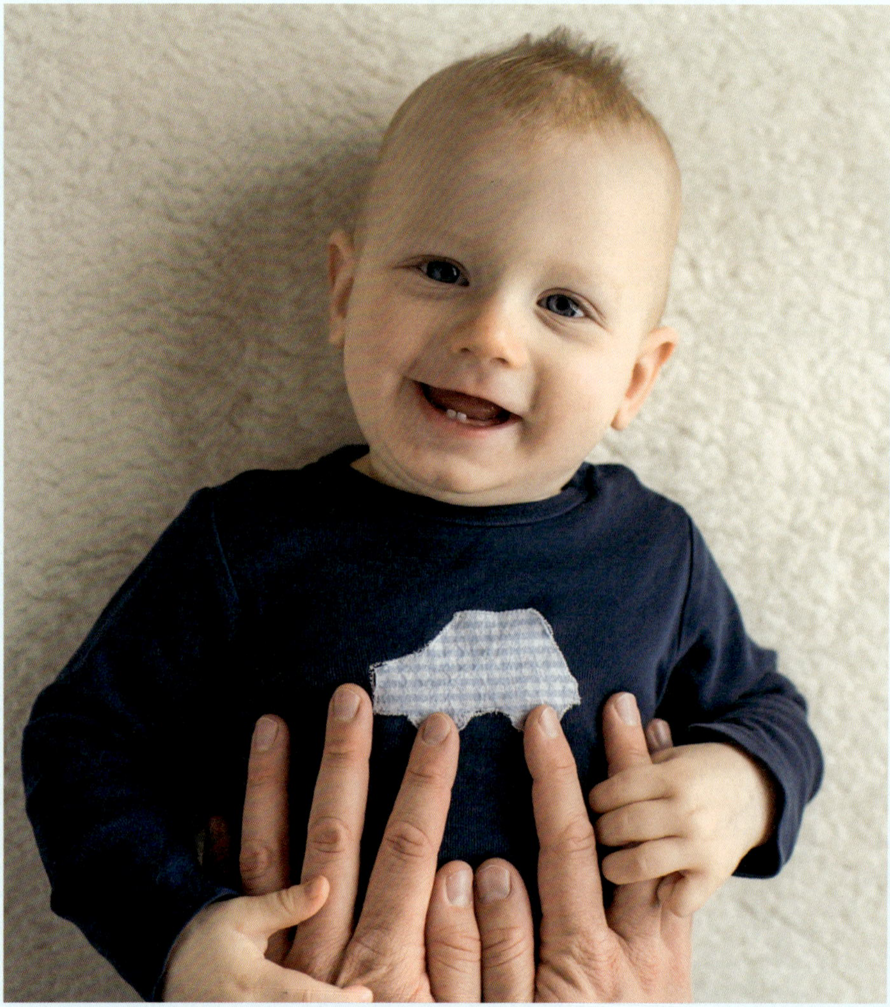

SCHRITT 6:

Lege nun deine Hände gegenüber auf den Bauch: die linke Hand oben, die Finger nach rechts ausgerichtet und die rechte Hand unten, die Finger nach links ausgerichtet. Schiebe deine Hände aufeinander zu, sodass du den Oberbauch von links nach rechts und den Unterbauch von rechts nach links massierst.

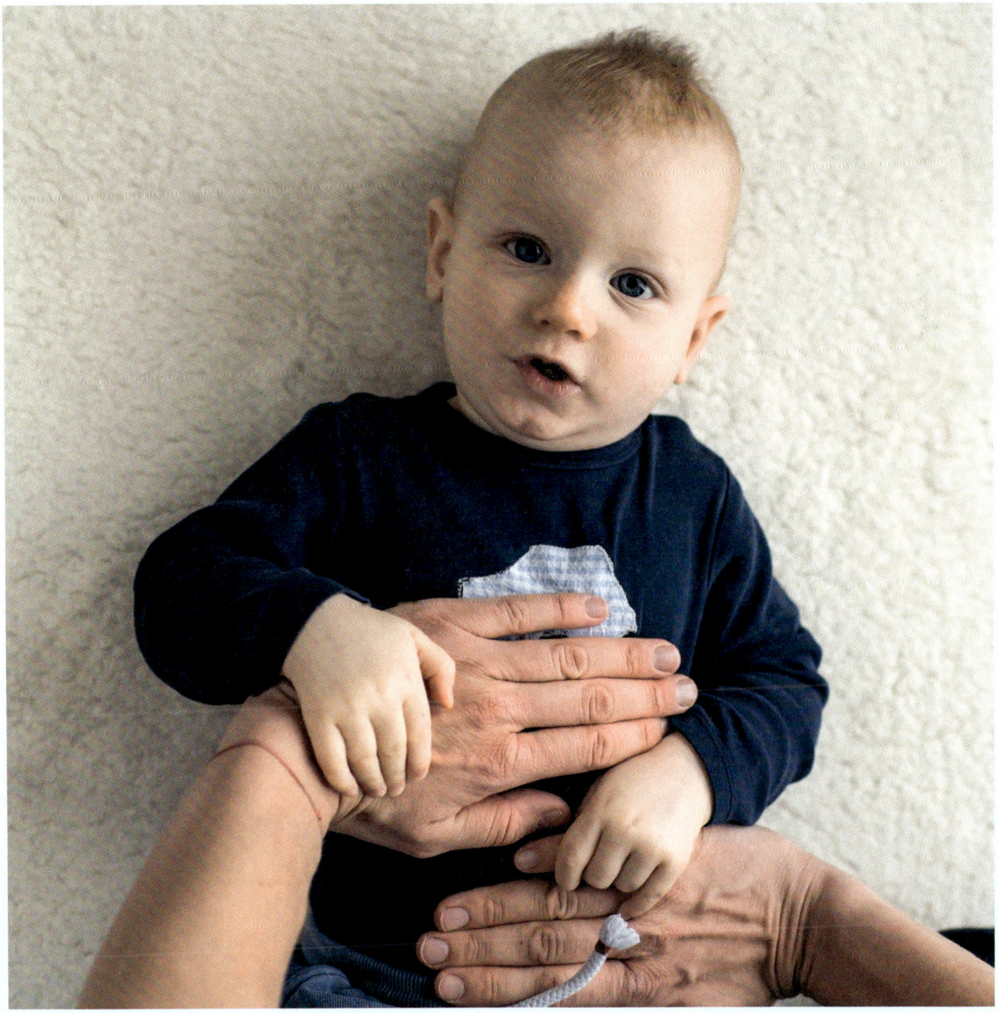

SCHRITT 7:

Nimm dir nun den rechten Arm deines Kindes und lege jeweils Daumen und Zeigefinger beider Hände um den Arm herum. Ziehe von der Schulter bis zum Handgelenk diesen Ringgriff nach unten, wechsle dabei rhythmisch die rechte und die linke Hand ab.

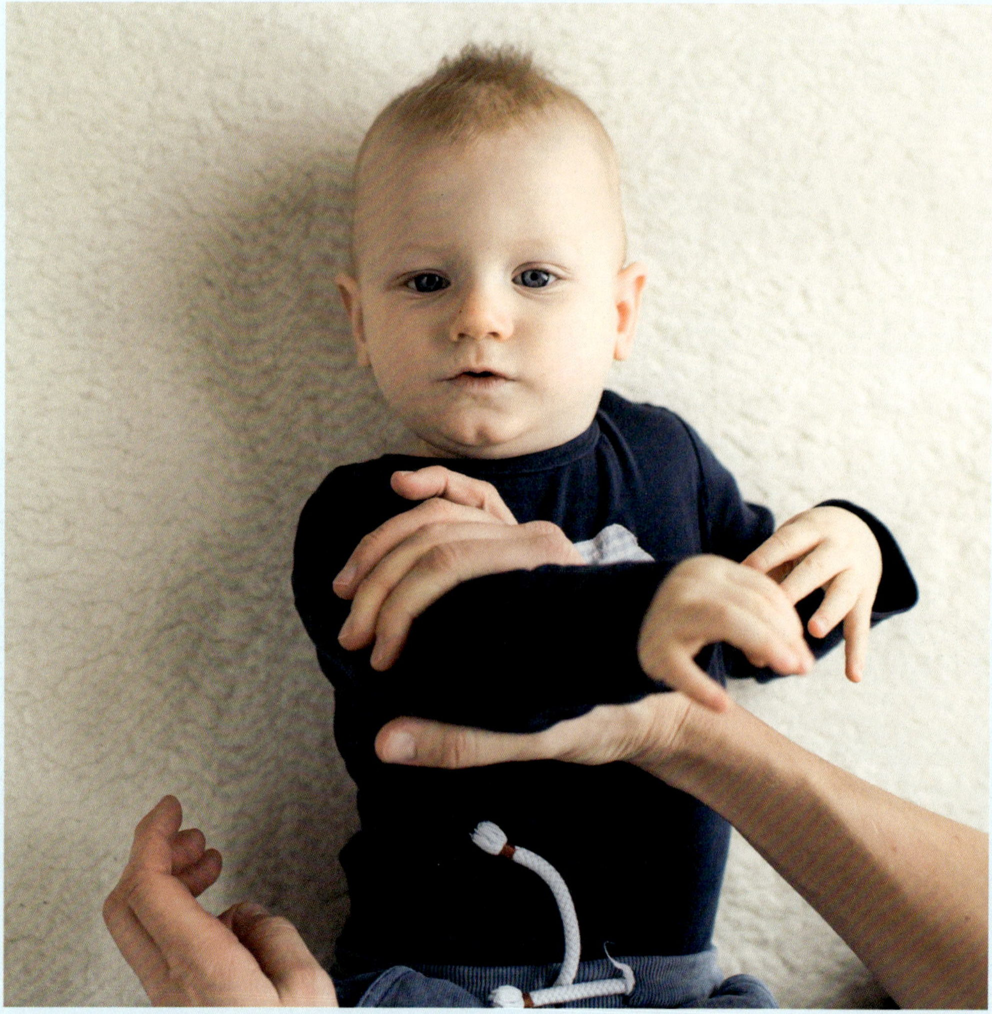

SCHRITT 8:

Lege die rechte Hand deines Kindes in deine linke Hand und massiere mit deinem rechten Daumen in kleinen Kreisbewegungen das Handgelenk. Wandere dann mit dem Daumen in die Handfläche und massiere auch hier mit kleinen Kreisbewegungen.

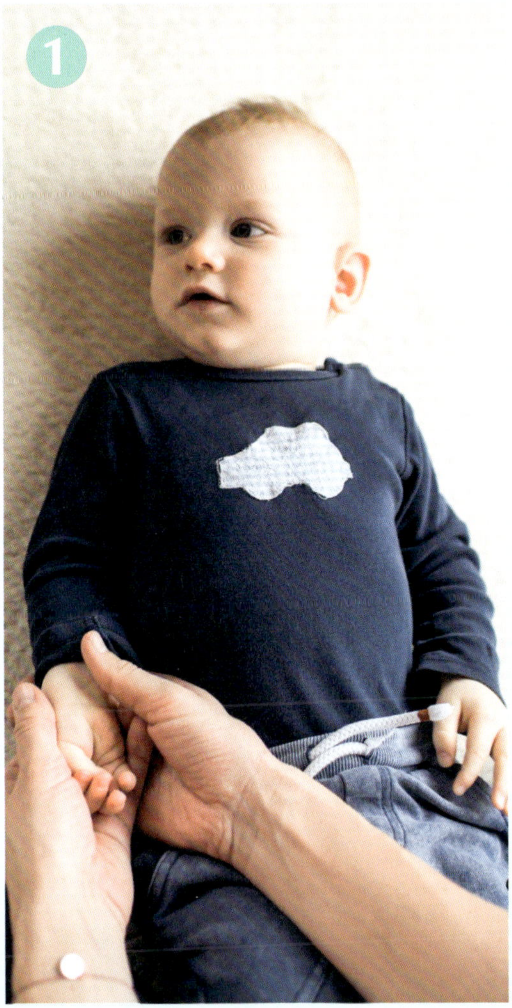

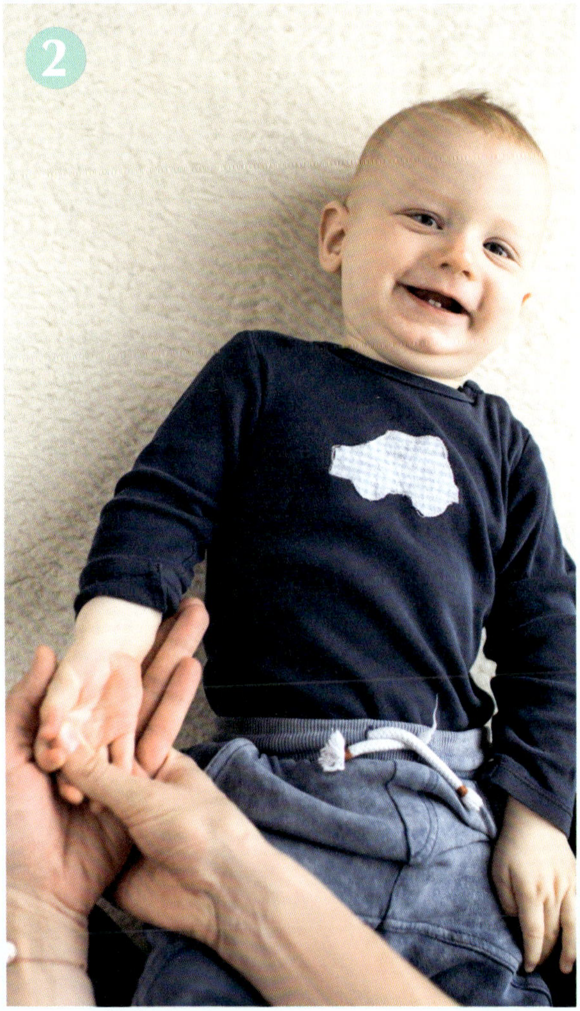

SCHRITT 9:

Greife mit Daumen und Zeigefinger die einzelnen Finger deines Kindes und streiche sie vom Grundgelenk bis zur Fingerspitze nacheinander aus.

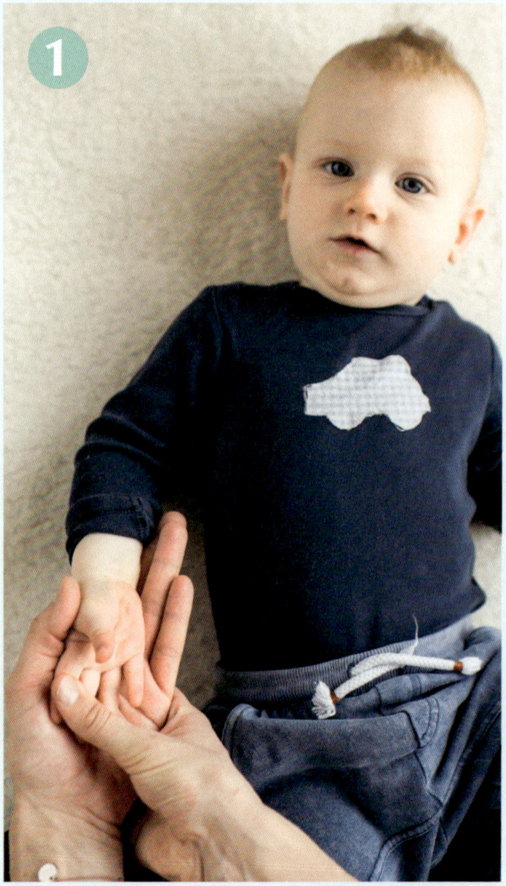

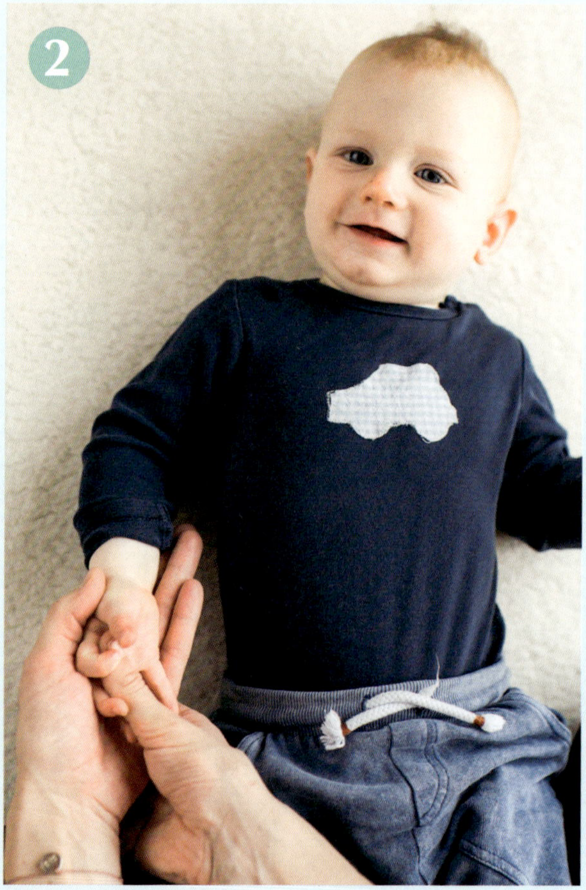

SCHRITT 10:

Lege den rechten Arm nun ab und beginne mit den drei Massagegriffen auch am linken Arm.

Lege Daumen und Zeigefinger beider Hände um das rechte Bein und streiche hier rhythmisch wie bei den Armen vom Hüftgelenk bis zum Fußgelenk das Bein aus.

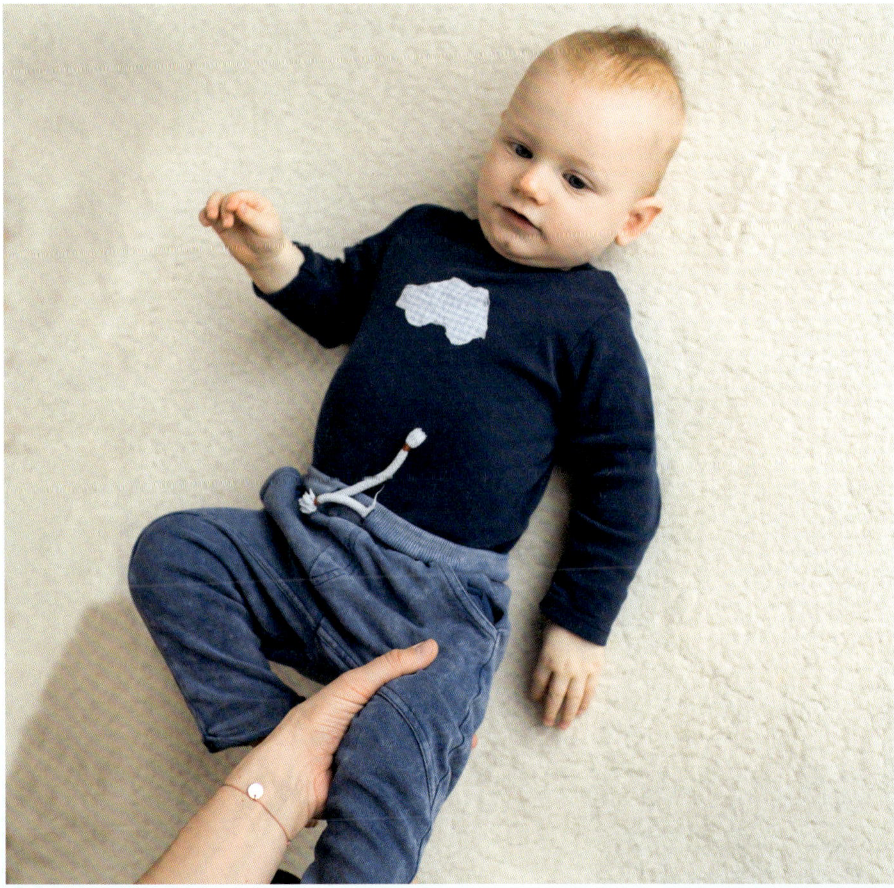

SCHRITT 11:

Halte mit der linken Hand den rechten Fuß hoch und lege Daumen und Zeigefinger deiner rechten Hand um die Knöchel über dem Fuß. Streiche hier kreisförmig um die Knöchel herum.

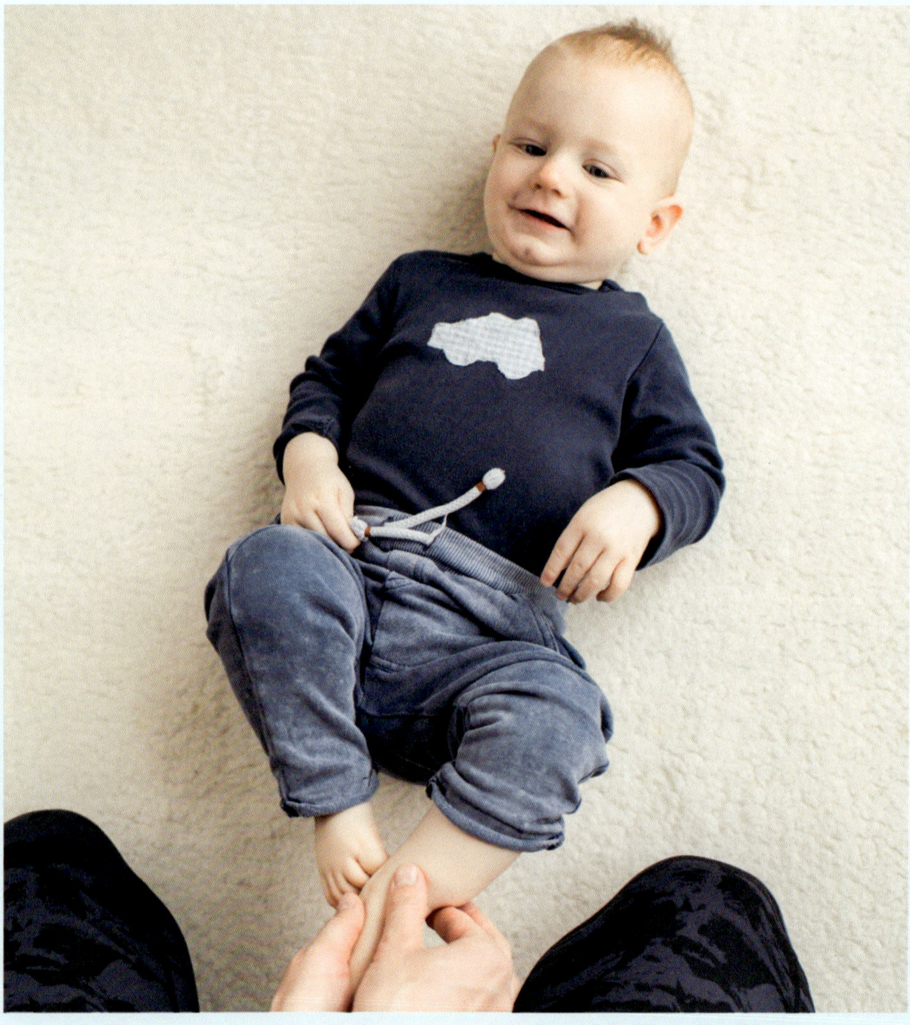

SCHRITT 12:

Streiche mit deiner rechten Hand die Fußfläche aus, immer von der Ferse bis zu den Zehen.

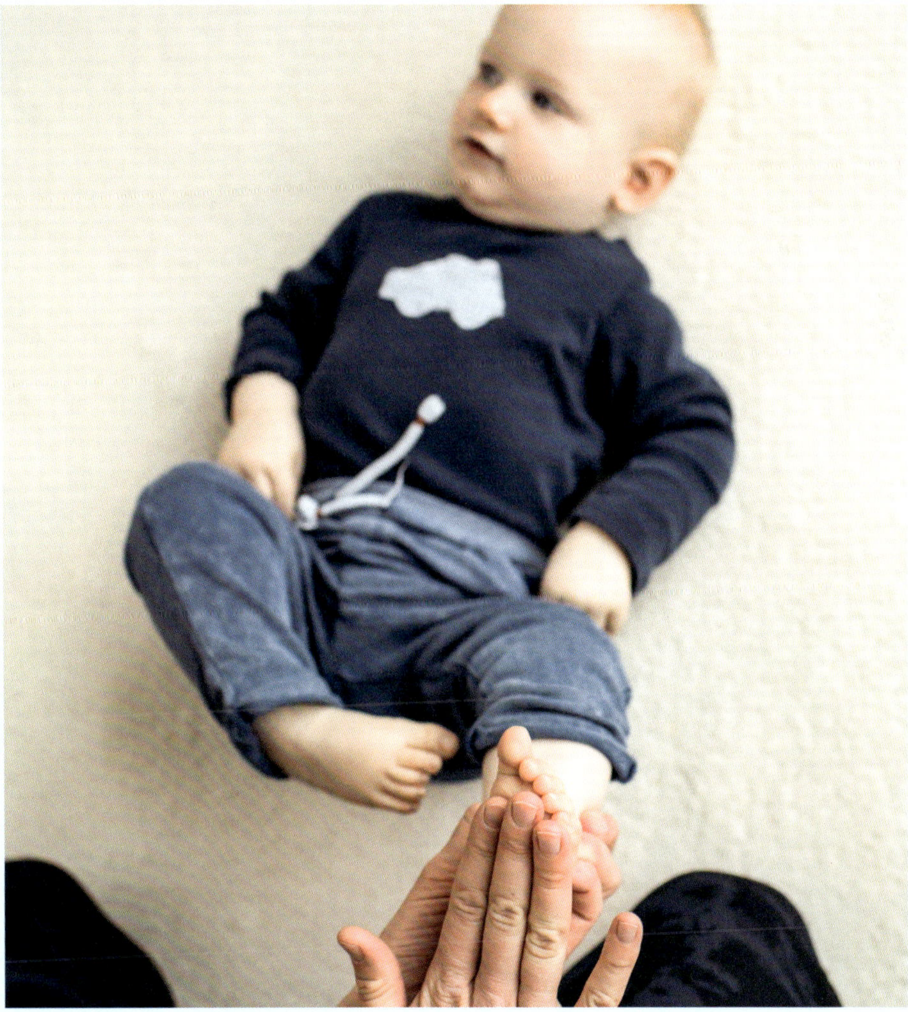

SCHRITT 13:

Fahre vorsichtig, aber mit leichtem Druck, mit deinem Daumen die Fußaußenkanten entlang, vom großen Zeh um die Ferse herum zum kleinen Zeh und zurück.

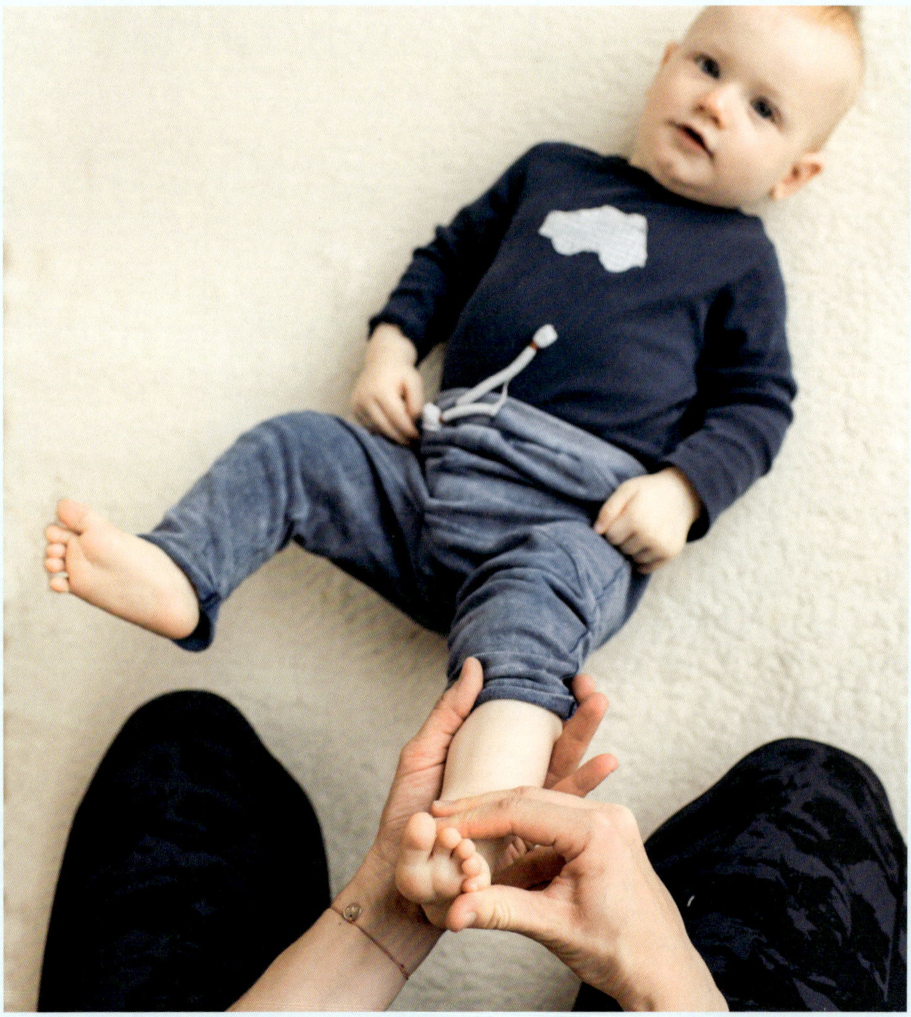

SCHRITT 14:

Streiche schließlich auch alle Zehen einzeln aus, vom Grundgelenk bis in die Zehenspitzen.

Wiederhole diese Massagegriffe am linken Bein.

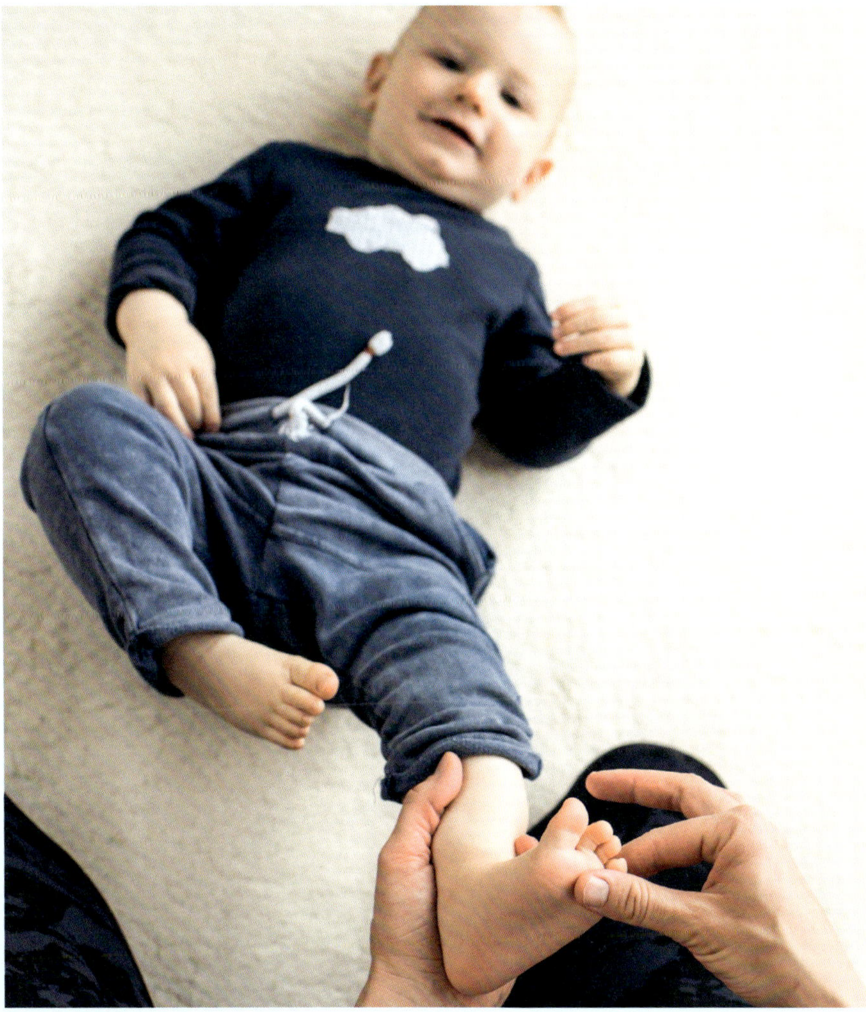

SCHRITT 15:

Wende dich nun dem Gesicht deines Kindes zu. Lege zu Beginn beide Hände sanft um den Kopf deines Kindes. Streiche vorsichtig mit beiden Daumen von der Nasenwurzel über die Augenbrauen nach außen bis zu den Schläfen. Wenn dein Kind sich damit wohlfühlt, fahre fort und wiederhole diesen Massagestrich, während du mit den Daumen auf der Stirn weiter nach oben wanderst. Der letzte Strich führt am Haaransatz entlang bis zum Ohransatz.

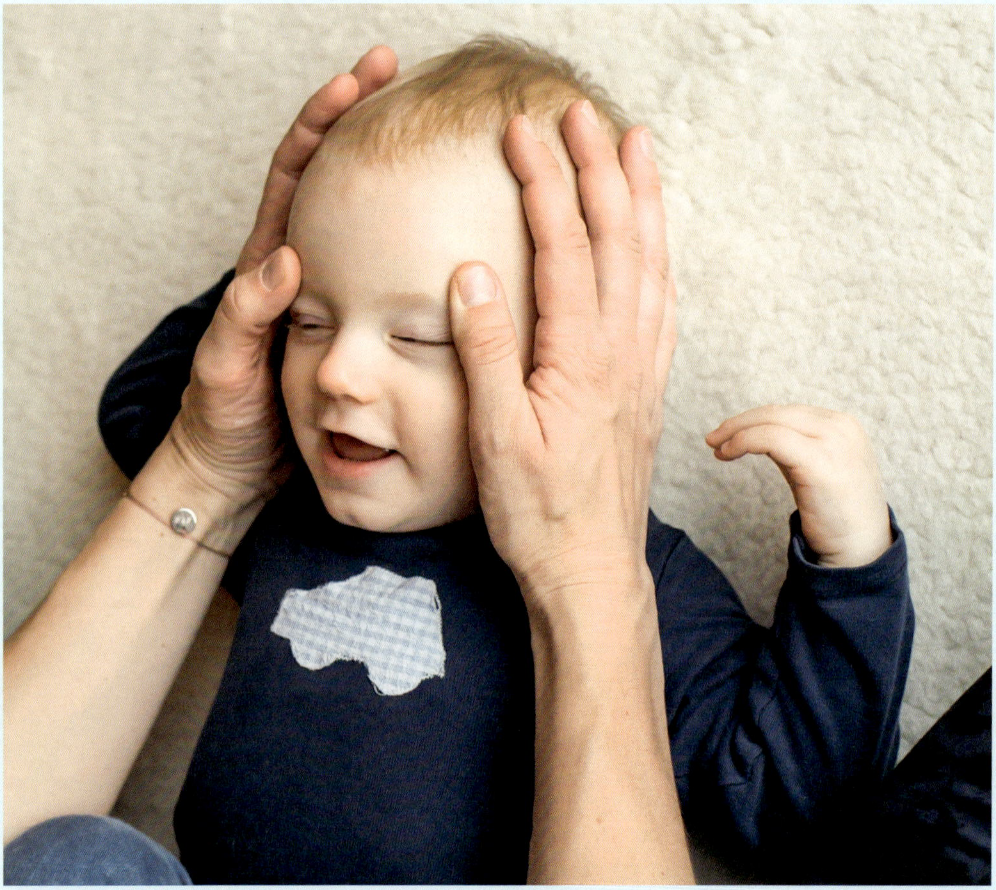

SCHRITT 16:

Lege dann beide Daumen unterhalb der Augen auf die Nase und streiche von hier aus unter den Augen entlang nach außen zu den Schläfen. Wandere mit diesem Strich langsam abwärts, bis du den letzten Strich über der Oberlippe beginnst und ihn über die Wangen zu den Ohrläppchen führst.

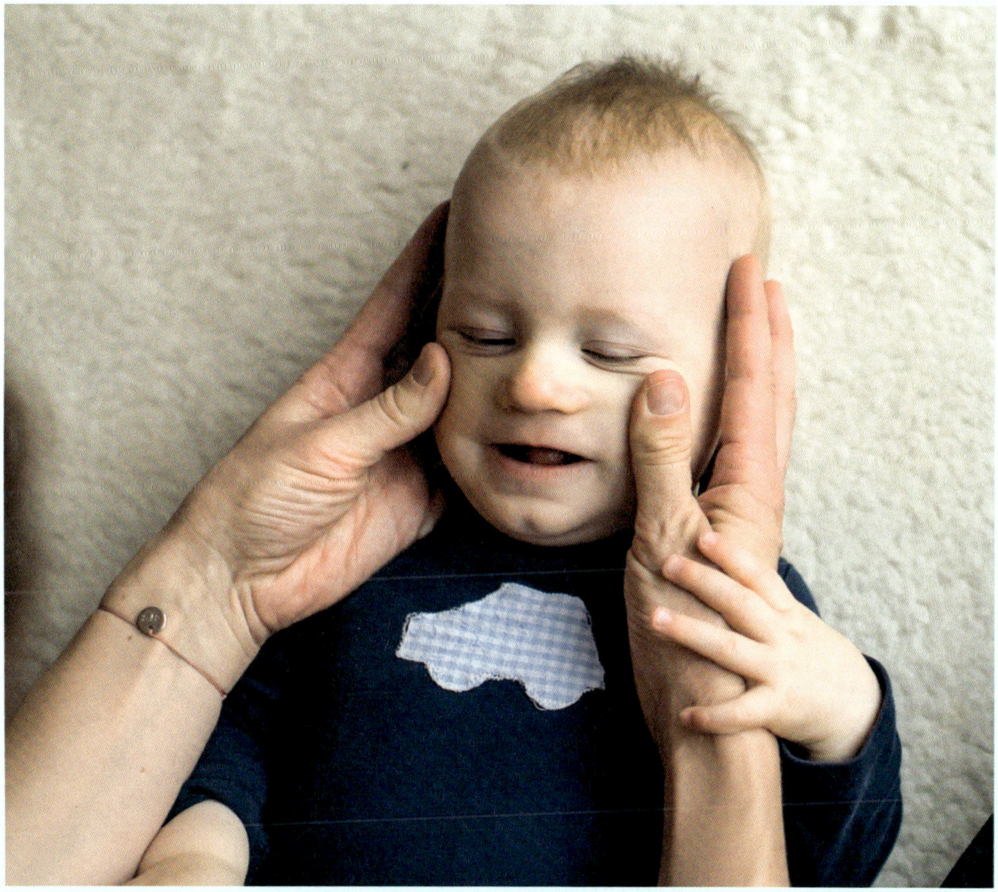

SCHRITT 17:

Lege dann beide Daumen außen an den Ansatz des Oberkiefers und streiche von hier aus nach innen zum Kinn.

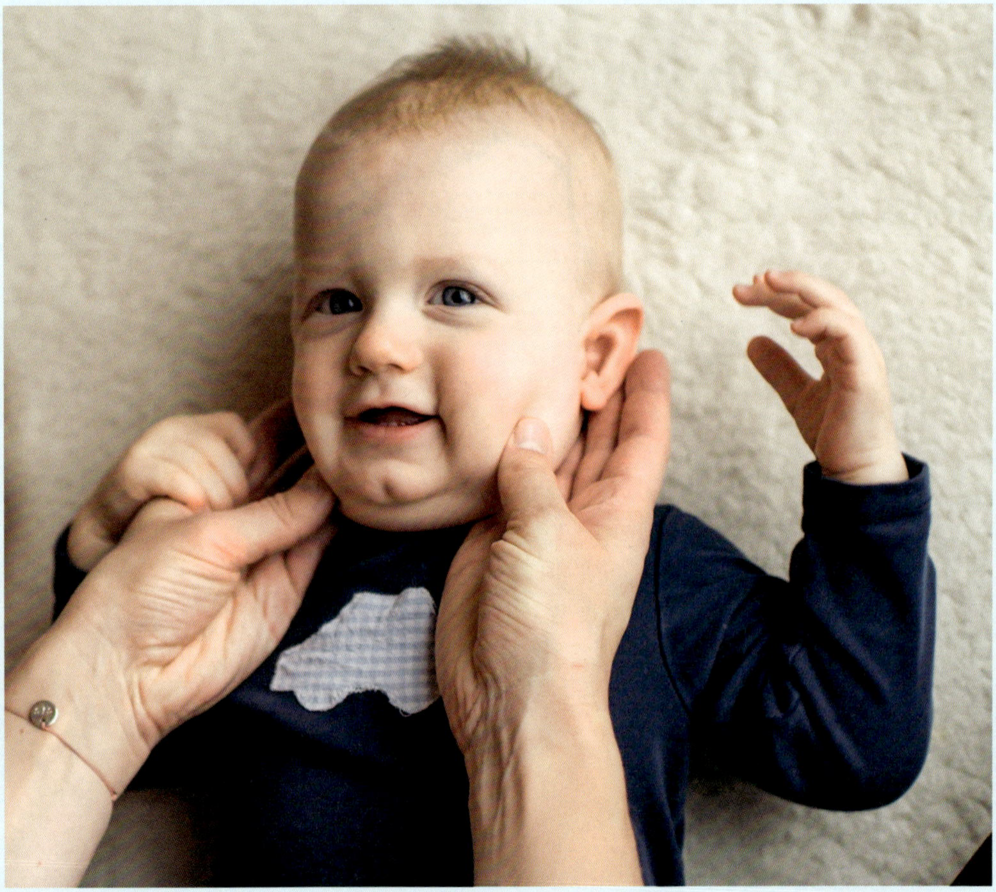

SCHRITT 18:

Lege zum Abschluss der Gesichtsmassage wieder beide Hände um den Kopf deines Kindes und halte hier einen Moment inne, um deinem Kind damit zu signalisieren, dass im Gesicht keine weitere Massage kommt.

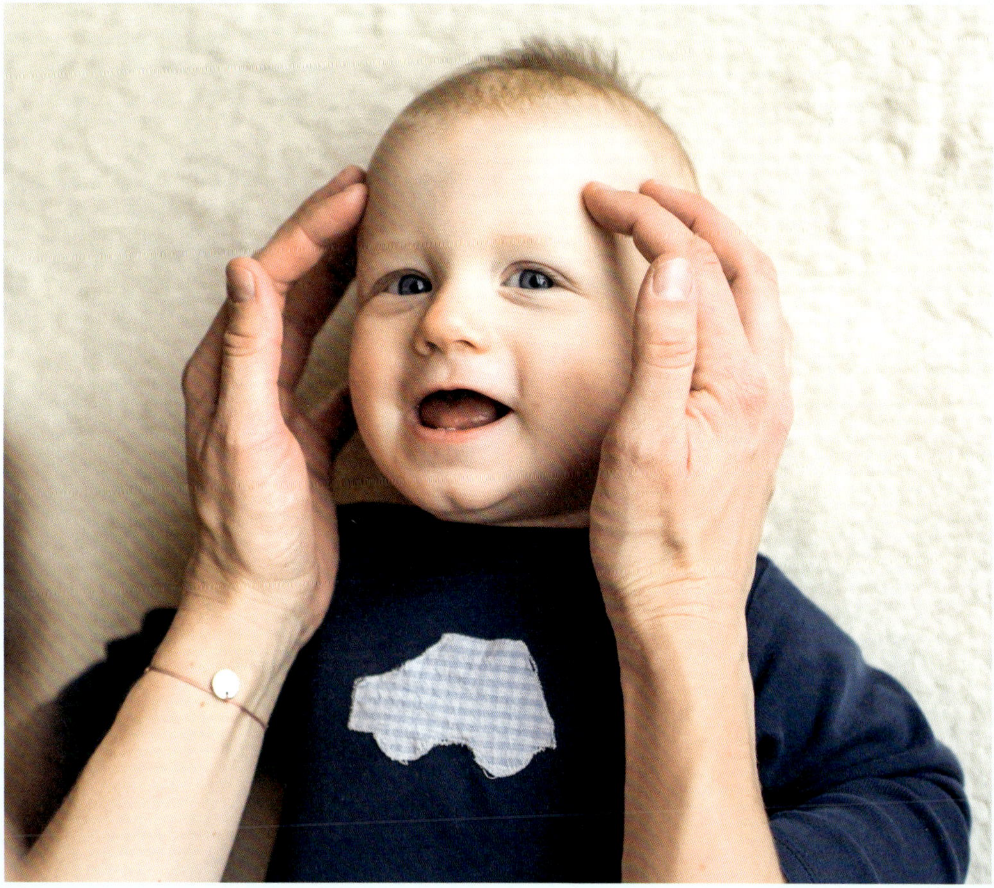

SCHRITT 19:

Drehe dein Kind in Bauchlage, sofern es schon in der Lage ist, den Kopf zu halten.

Streiche auch hier zunächst den ganzen Körper mit einer *Golddusche* aus, vom Scheitel bis zu den Füßen.

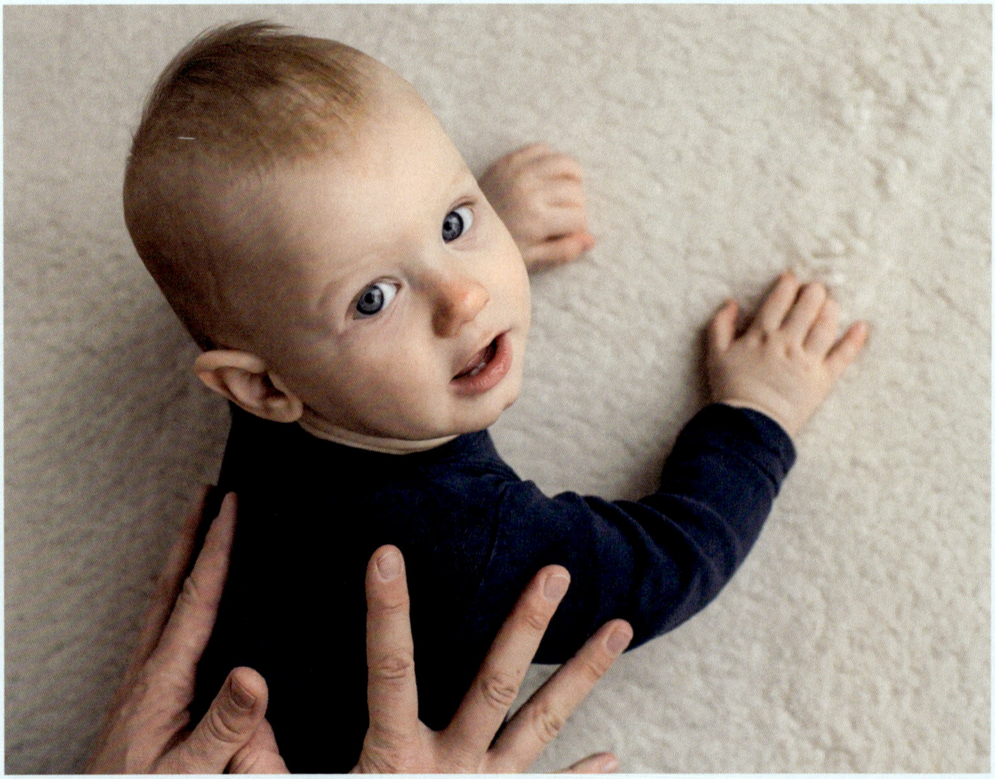

SCHRITT 20:

Streiche abwechselnd mit der rechten und der linken Hand von den Schultern nach unten bis über den Po.

Lege deine Hände in die Flanken unterhalb der Arme und lege deine Daumen neben der Halswirbelsäule mittig ab. Hier ist wichtig, dass du keinen Druck auf die Wirbelkörper ausübst. Um dich zu vergewissern, lege die Daumen nicht ganz mittig, sondern mit etwas Abstand zueinander ab. Streiche von hier aus nach außen, wandere dabei in kleinen Schritten tiefer bis kurz oberhalb der Pofalte.

Schließe auch die Rückenmassage wieder mit einigen Strichen der *Golddusche* ab.

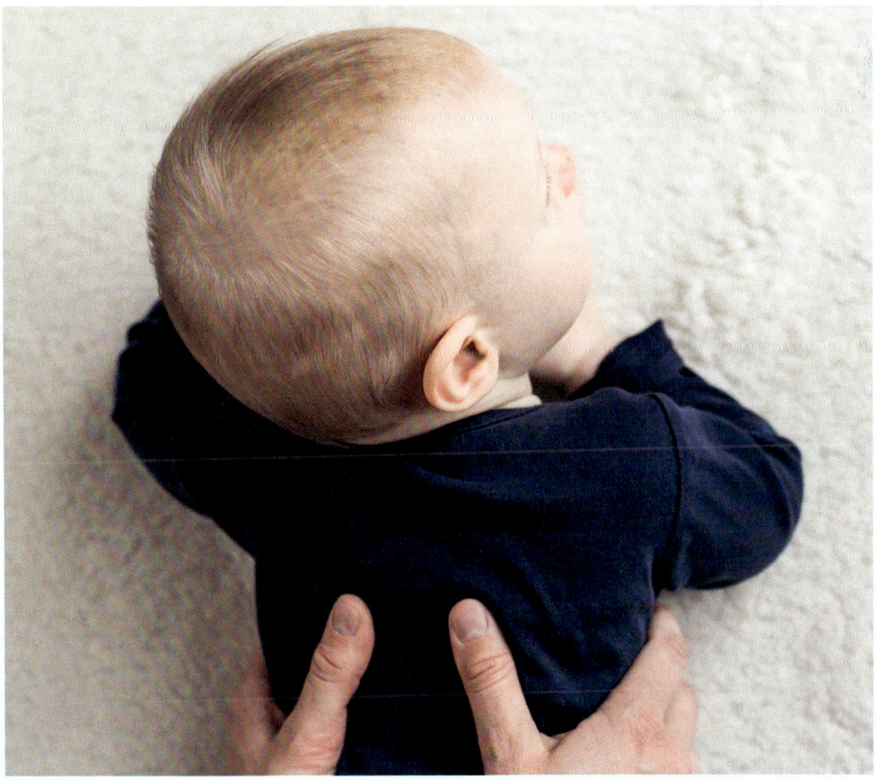

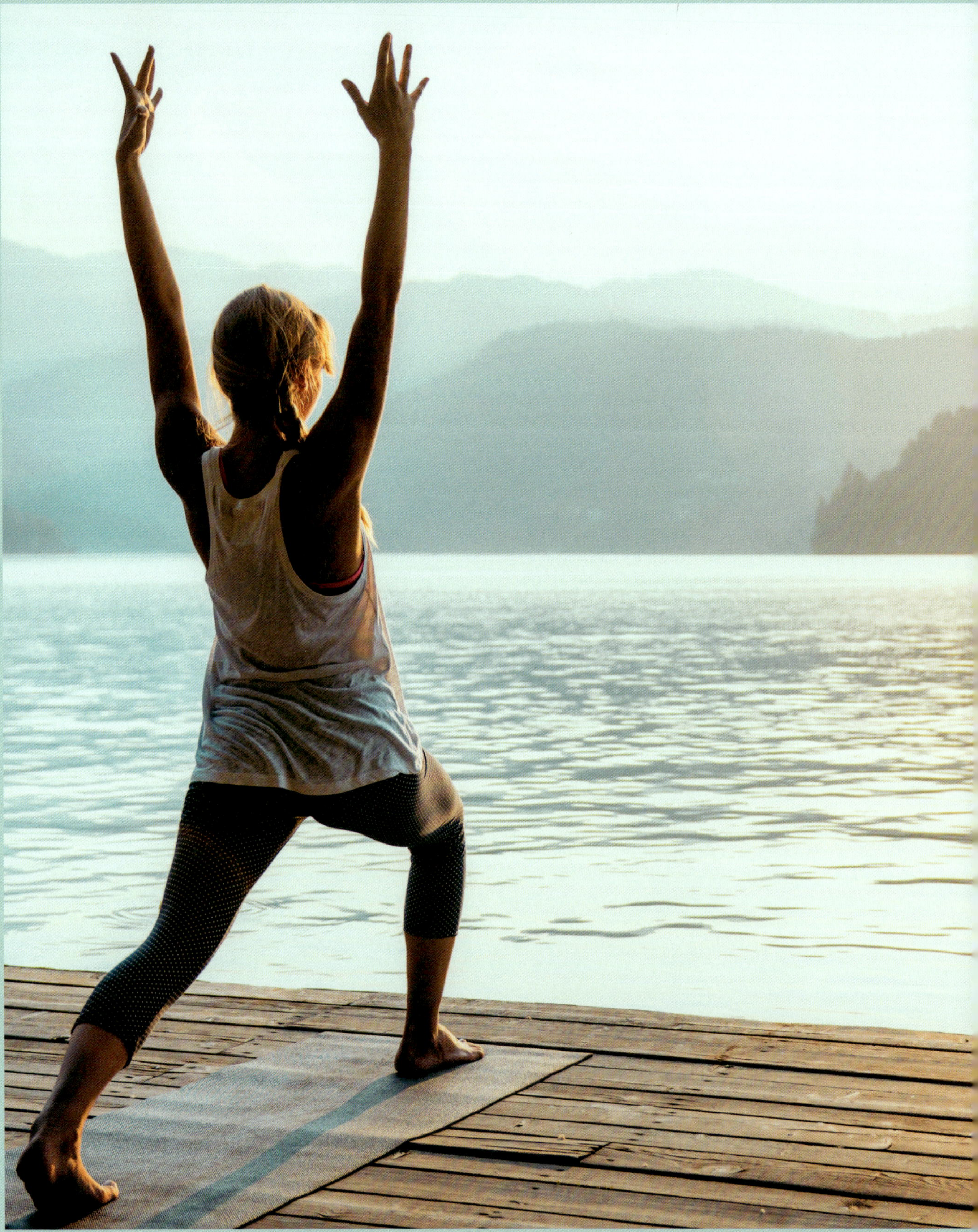

6

Die **Rumpfmuskulatur** stärken: Rücken, Flanken, Bauch

Die Rumpfmuskulatur, im Englischen auch *Core* genannt, wird von mehreren Muskelgruppen gebildet, die im Zusammenspiel dafür sorgen, dass wir aufgerichtet stehen, gehen und sitzen können. Sie stützt die Wirbelsäule und den Brustkorb und schützt uns vor Verletzungen. Ist sie nicht ausreichend ausgebildet, kann es zu schmerzhaften Zuständen kommen, wie Rückenschmerzen, Blockaden und, im schlimmsten Fall, zu Bandscheibenvorfällen. Besonders frisch gebackene Mütter stehen oft vor diesem Problem, weil sie ihren Rücken durch unbequeme Still- oder Fütterhaltungen und das einseitige Tragen des Kindes ungleichmäßig belasten und selten mit Bewegung den Fehlhaltungen entgegenwirken.

Doch auch Männer können von Rücken- oder Nackenschmerzen betroffen sein, da sie häufig zu viel sitzende Tätigkeiten ausüben und sich nicht die Zeit nehmen, gezielt die Rumpfmuskulatur zu stärken. So kann auch der frisch gebackene Vater gerne auf die Matte kommen und sich mit dem Üben etwas Gutes tun!

Die folgenden 10 Übungen habe ich so zusammengestellt, dass sie alle Muskeln im Rumpf ansprechen und du so einen Rundummuskelaufbau leisten kannst. Die Übungen werden dynamisch ausgeführt, was bedeutet, dass du möglichst in deinem Atemrhythmus von der einen in die andere Haltung wechselst. Dies bedarf vielleicht einiger Übung, aber du wirst sehen, dass du schon nach kurzer Zeit immer sicherer in der Ausführung sein wirst. Nimm dir ruhig Zeit und lerne vielleicht jeden Tag eine neue Übung. Wenn du dann sicherer bist, kannst du auch mehrere Übungen hintereinander fließend üben.

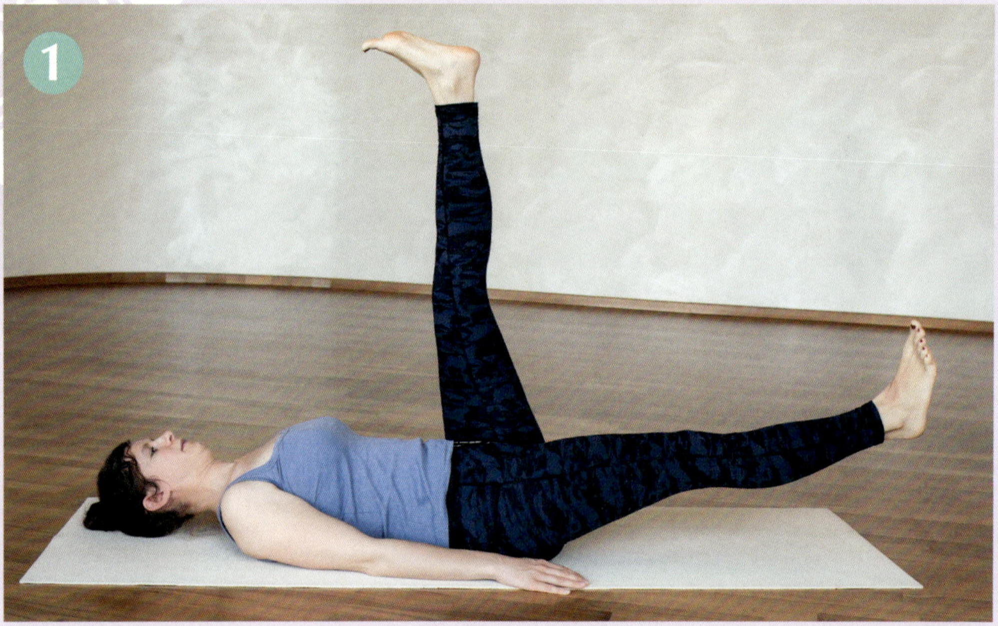
1

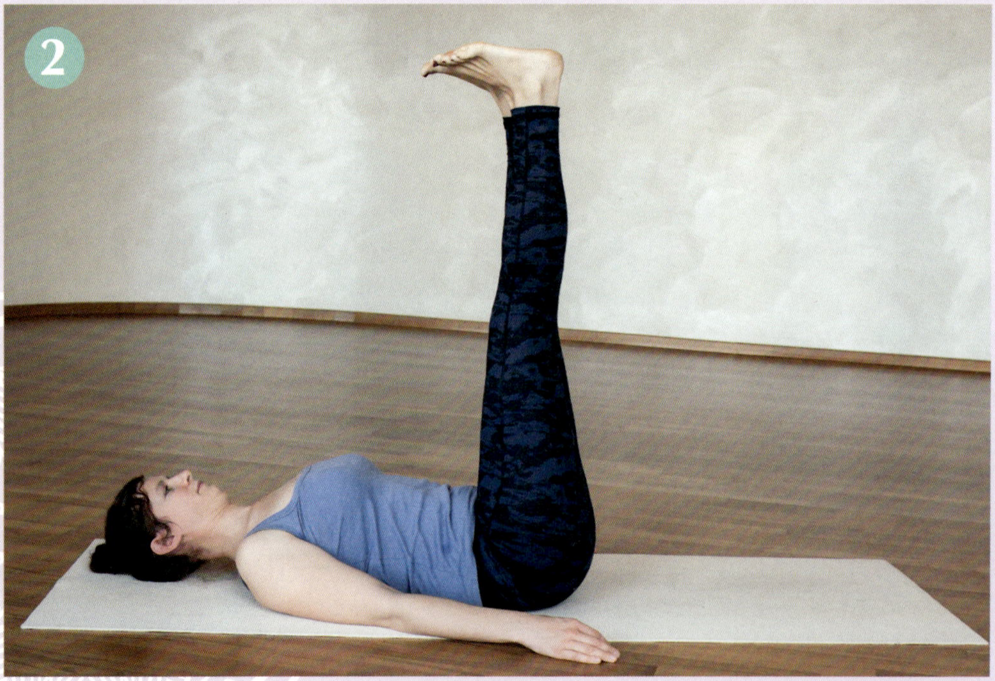
2

ÜBUNG 1:

BEINSPLIT IM LIEGEN

Komme in Rückenlage auf deine Matte. Die Arme liegen seitlich neben dem Körper, die Handflächen liegen auf dem Boden. Ziehe nun nacheinander beide Beine nach oben und strecke sie senkrecht. Die Fußspitzen sind herangezogen, die Fersen streben in Richtung Decke. Halte so eine intensive Spannung in beiden Beinen. Senke nun mit deiner nächsten Einatmung dein rechtes Bein gestreckt nach unten bis knapp über die Matte. Mit der Ausatmung ziehst du das Bein zurück nach oben. Einatmend senkst du dann das linke Bein, ausatmend ziehst du es zurück nach oben.

Halte den Bauchnabel während der Übung leicht nach innen gezogen, um deinen Fokus mehr in deinen Bauch zu lenken. Achte darauf, dass dein Atem die ganze Zeit frei fließen kann. Wiederhole die Übung so oft, wie es sich für dich gut anfühlt. Ziehe anschließend beide Beine an dich heran und lege die Hände sanft auf den Knien ab. Schenke dir einige tiefe Atemzüge und löse alle Spannung aus der Bauchdecke.

Sollte dieser „lange Hebel“ mit gesteckten Beinen noch zu intensiv für dich sein, übe mit angewinkelten Beinen. Achte dann aber darauf, dass beide Beine trotzdem angespannt sind.

Diese Übung spricht besonders die schräg verlaufende Bauchmuskulatur an, die wesentlich dazu beiträgt, dass du deinen Brustkorb aufrichten kannst. Auch für alle Drehbewegungen im Oberkörper werden die schrägen Bauchmuskeln gebraucht.

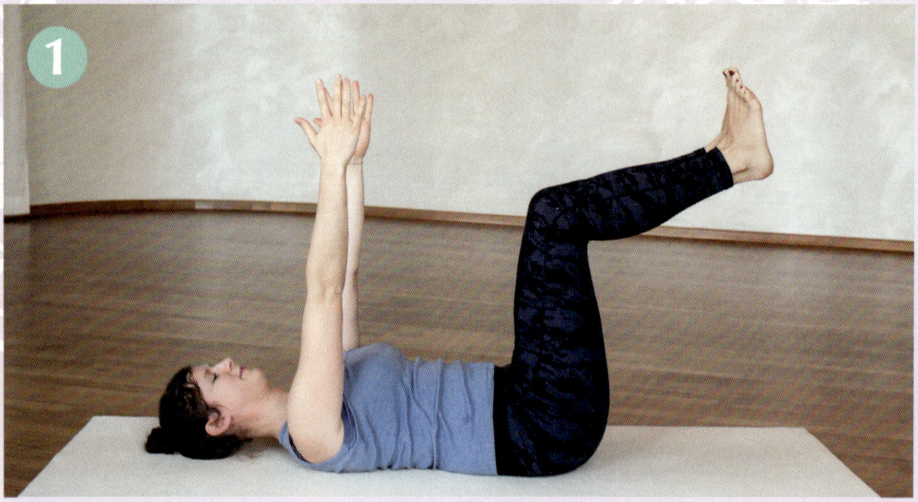
1

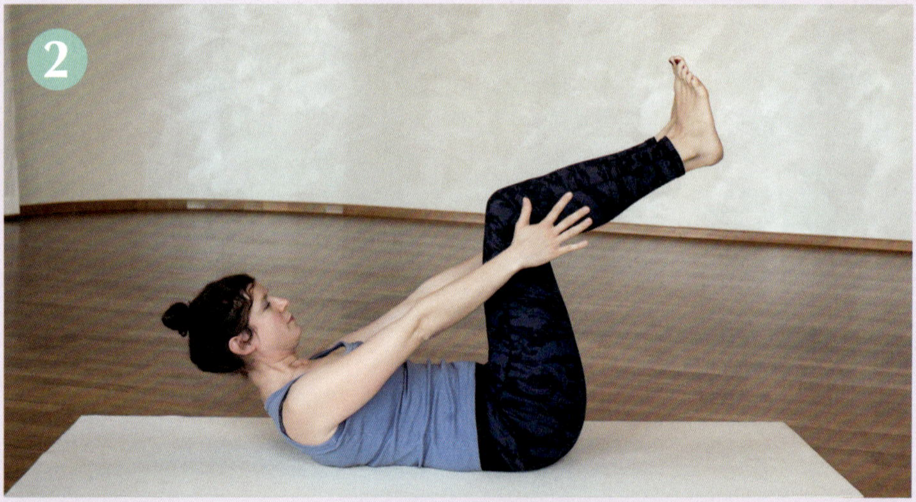
2

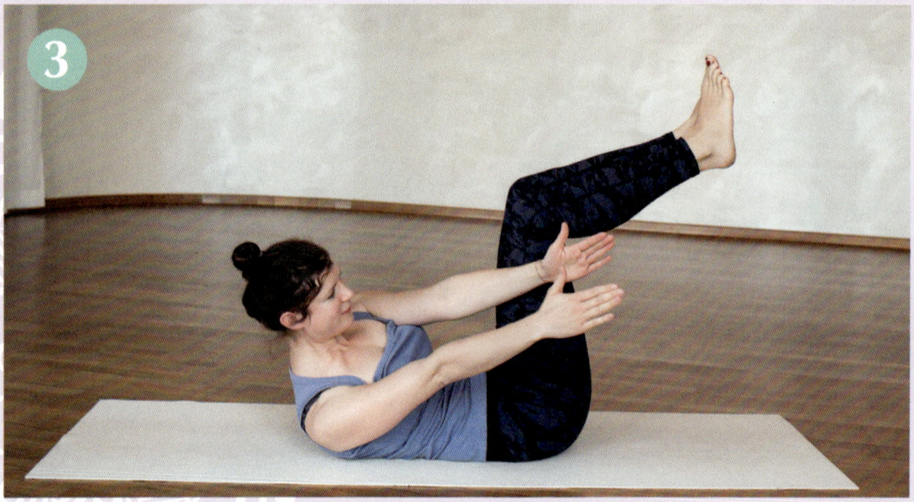
3

ÜBUNG 2:

CRUNCH IM LIEGEN

Starte wieder in Rückenlage. Ziehe die Beine so weit heran, dass du ungefähr einen rechten Winkel in den Knien hältst. Die Fußspitzen sind wieder herangezogen, um Spannung in den Beinen aufzubauen. Lege deine Handflächen aneinander und strecke die Arme über dir senkrecht nach oben. Atme tief ein und ziehe dich dann ausatmend nach oben und links an den Beinen vorbei. Komme mit der Einatmung zurück und ziehe dich mit deiner nächsten Ausatmung rechts an den Beinen vorbei nach oben.

Bleibe in einem tiefen und möglichst ruhigen Atem- und Bewegungsrhythmus. Stellst du fest, dass du besser genau andersherum atmen magst, dann übe im entgegengesetzten Atemrhythmus. Wiederhole, so oft du magst, und lege zum Ausgleich den Oberkörper wieder entspannt auf der Matte ab, ziehe deine Knie locker zu dir heran und greife mit den Händen um deine Knie.

Auch diese Übung spricht die schräg verlaufende Bauchmuskulatur an, allerdings sind die großen, geraden Bauchmuskeln und auch deine Rückenmuskulatur an dieser Übung intensiv beteiligt.

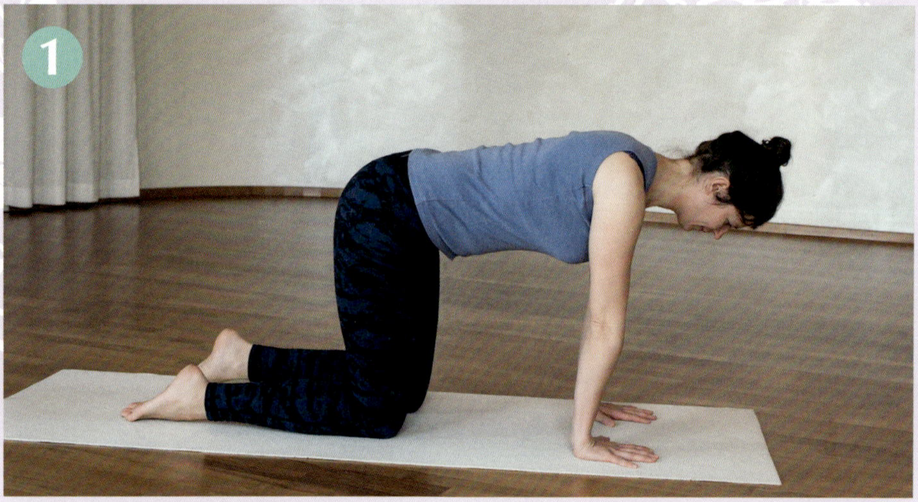
1

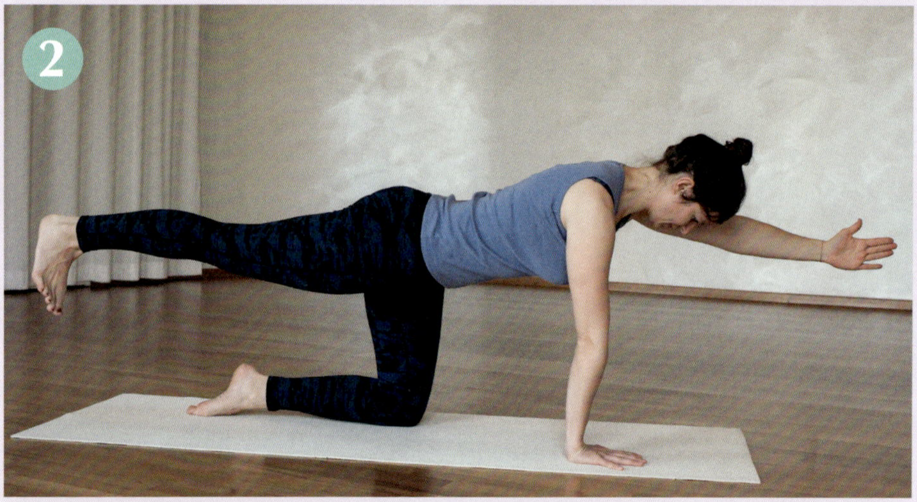
2

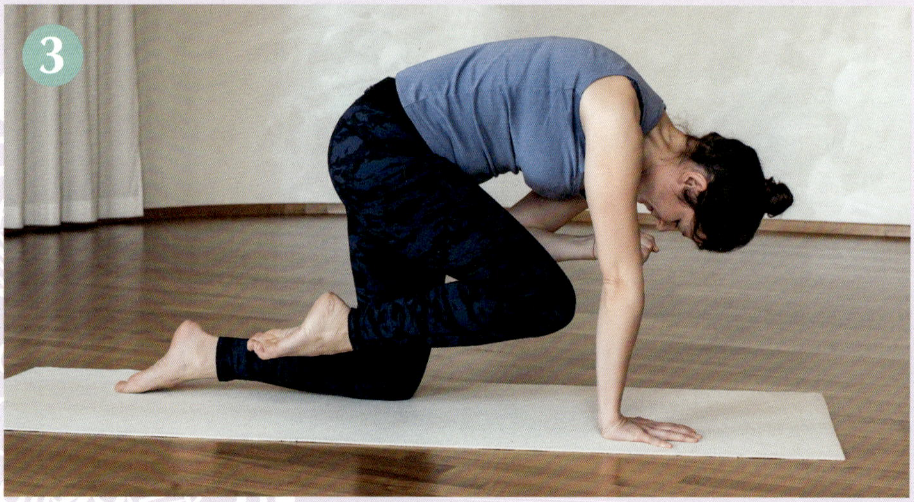
3

ÜBUNG 3:

DIAGONALE IM VIERFÜSSLERSTAND

Komme in den Vierfüßlerstand auf deine Matte. Richte dich zunächst sicher aus: Bringe deine Handgelenke unter deine Schultern oder leicht davor. Deine Knie stehen unter den Hüftgelenken und sind ebenso weit geöffnet. Dein Fußspann liegt auf der Matte und hat sicheren Kontakt zum Boden.

Bringe eine Grundspannung in Bauch und Rücken, indem du dein Steißbein nach hinten schiebst und die „Krone" deines Kopfs nach vorne ziehst. Dein Blick ruht auf der Matte zwischen deinen Händen.

Schiebe nun zunächst dein rechtes Bein weit zurück, stelle die Fußspitze weit hinten ab und schiebe kraftvoll in die Ferse, um das Bein lang zu strecken. Ziehe den Bauchnabel wieder leicht nach innen und löse die rechte Fußspitze vom Boden. Hebe das rechte Bein auf Hüfthöhe und halte hier die Spannung. Löse nun auch die linke Hand von der Matte und ziehe sie weit nach vorne, die Handfläche ist nach innen oder nach unten ausgerichtet. Schiebe dich mit der nächsten Einatmung noch mehr in der Diagonale auseinander und bringe dann mit der Ausatmung das rechte Knie und den linken Ellbogen unter deinem Körper zusammen.

Einatmend streckst du dich wieder, ausatmend ziehst du dich zusammen. Achte darauf, dass du die Verbindung zu deinem Atem hältst und ruhig mit viel Körperspannung übst. Nach beliebig vielen Wiederholungen stellst du das rechte Knie und die linke Hand wieder auf der Matte ab und wechselst die Seite. Beginne wieder zunächst mit der Streckung im linken Bein. Zum Ausgleich nach dieser Übung kannst du für einige Atemzüge in *Balasana* (das Kind) kommen.

In dieser Übung aktivierst du alle wichtigen Muskeln im Rumpf, sobald du beide Haltungen mit Spannung einnimmst.

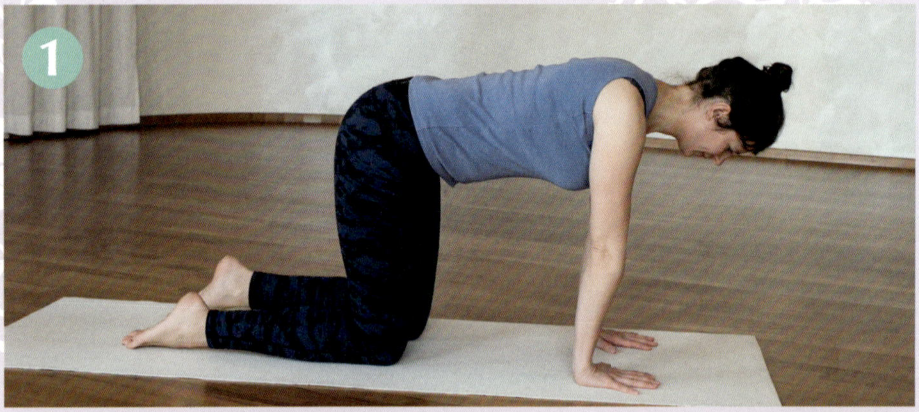
1

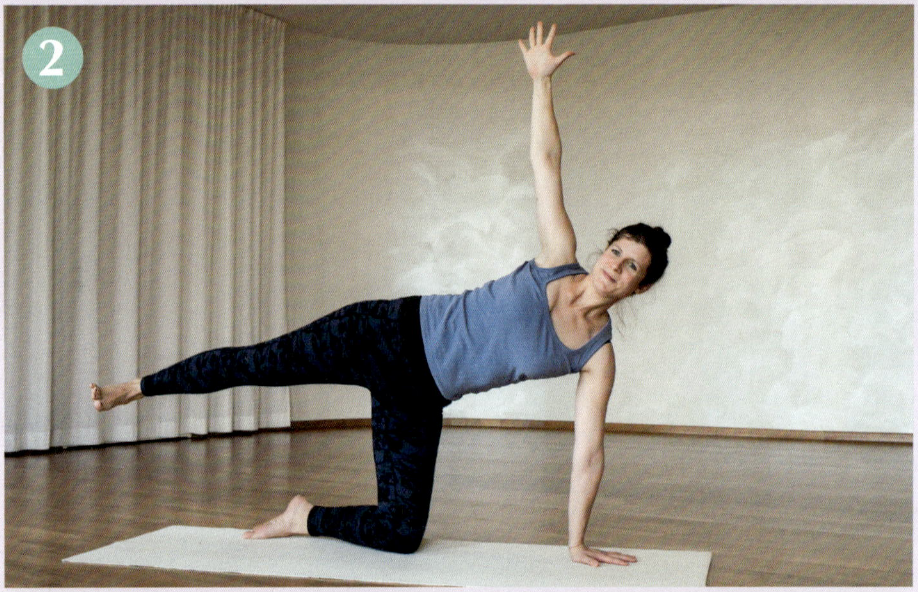
2

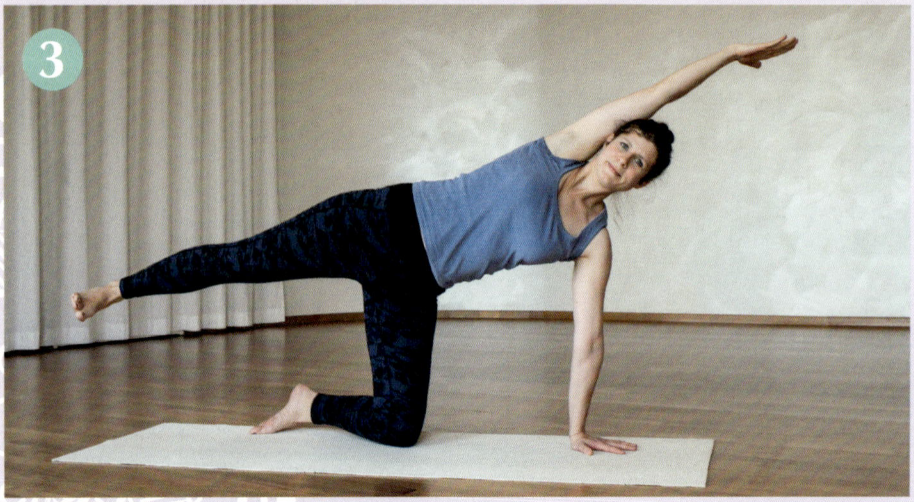
3

ÜBUNG 4:

ÖFFNUNG DER RIPPENBÖGEN, SEITSTÜTZ

Beginne im Vierfüßlerstand und richte dich zunächst wieder so aus, wie oben beschrieben. Die korrekte Ausrichtung ist deshalb so wichtig, weil du damit Verletzungen und Überlastung der Gelenke vermeidest. Strecke nun wie in der vorigen Übung dein rechtes Bein nach hinten, halte die Fußspitze herangezogen und das Bein unter Spannung gestreckt.

Öffne dein Becken jetzt nach rechts und lasse auch deine Fußspitze nach rechts zeigen. Löse nun deine rechte Hand, schiebe sie zunächst nach hinten zum rechten Bein. Bringe beide Schultern übereinander und lasse dein Brustbein ebenfalls nach rechts streben. Hebe dann den rechten Arm in Verlängerung des linken Arms. Strecke die rechten Fingerspitzen weit nach oben und gleichzeitig die rechte Ferse weit nach hinten.

Sobald du stabil in der Haltung bist, kannst du dynamisch werden. Strecke den rechten Arm mit der Einatmung weit nach oben und mit der Ausatmung weit nach vorne über den Kopf. Mit der Einatmung schiebst du den Arm wieder nach oben. Auch hier kannst du gegebenenfalls deinen Atem genau andersherum fließen lassen. Nimm wahr, wie sich dein Atem möglichst natürlich für dich mit der Bewegung verbinden lässt.

Bleibe in deiner Haltung vor allem in deiner Körpermitte stabil und lege deinen Fokus auf einen ruhigen, tiefen und unterstützenden Atemrhythmus.

Diese Übung fördert nicht nur deine Bauch- und Rückenmuskulatur, sondern auch deine Balance. Fokussiere mit den Augen einen Punkt, der sich nicht bewegt, um in der Haltung konzentriert zu bleiben. Lenke deine Kraft in deine Fersen und Fingerspitzen und baue so einen stabilen Seitstütz auf.

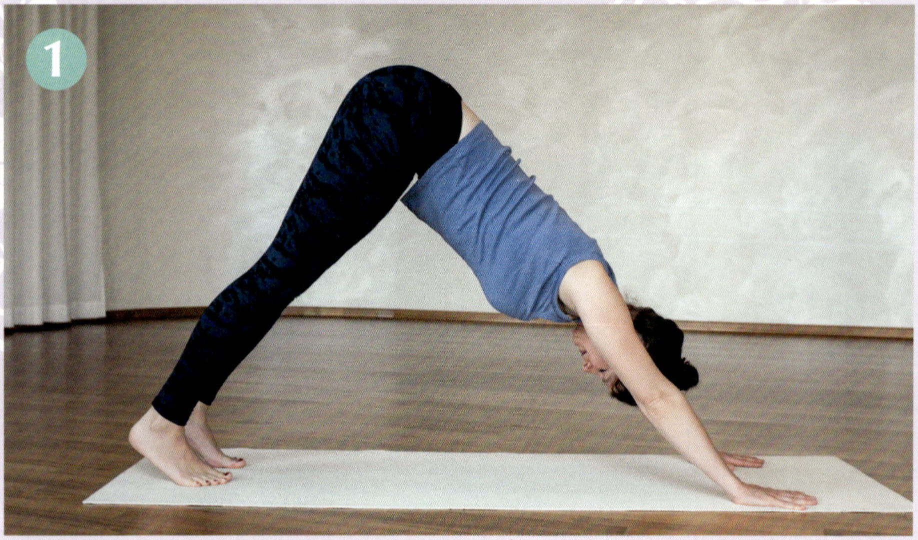
1

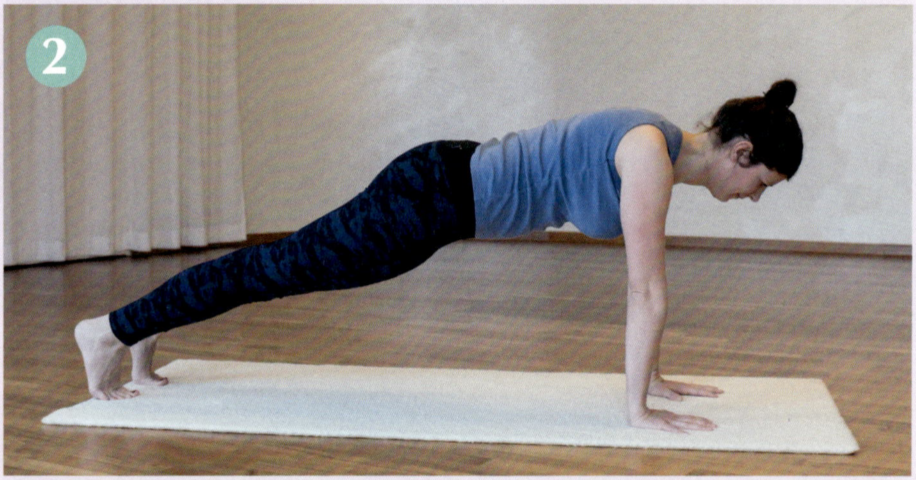
2

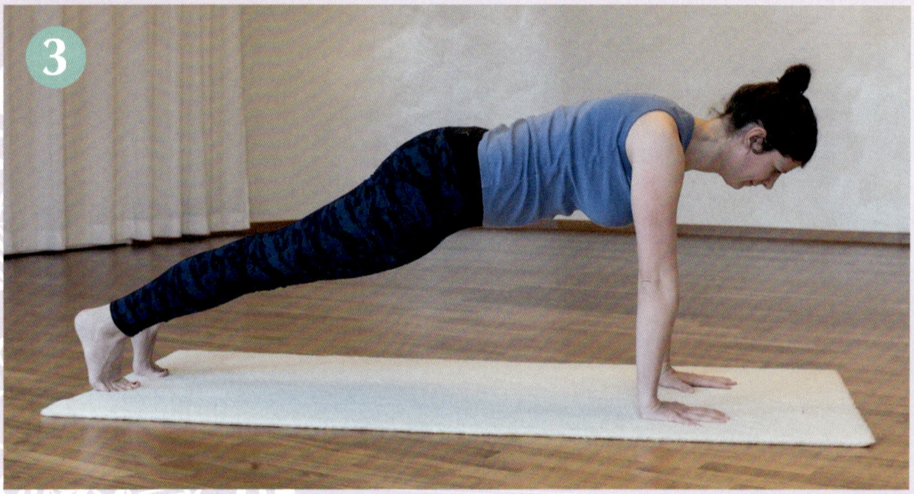
3

ÜBUNG 5:

ÜBERGANG VOM HERABSCHAUENDEN HUND IN DIE PLANKE

Komme in den Vierfüßlerstand und stelle hier deine Fußspitzen hinter dir auf. Eventuell müssen deine Knie jetzt etwas weiter hinten als unterhalb der Hüftgelenke ausgerichtet sein. Probiere ein paar Mal aus, wie du am besten von hier aus in den *herabschauenden Hund* kommst.

Löse die Knie vom Boden und schiebe dich im Becken weit nach oben und zurück. Achte noch einmal darauf, dass deine Hände mindestens schulterweit und die Füße mindestens hüftweit voneinander entfernt stehen. Deine Knie können gerne gebeugt sein. Schiebe die Fersen so weit wie möglich tief zur Matte. Dein Steißbein strebt nach oben, während deine Bauchmuskulatur deinen Rücken unterstützt. Deine Ellbogen streben nach hinten und öffnen so deine Schultern vorn. Ziehe die Schulterblätter nach hinten und unten in Richtung deines Steißbeins. Deine Hände liegen fest auf der Matte und du verteilst das Gewicht gleichmäßig auf Handballen und Finger. Sobald du die Haltung gut aufgebaut hast, kannst du auch hier in die Dynamik kommen.

Hände und Füße bleiben fest mit der Matte verbunden. Lasse dein Becken nun sinken und schiebe dich mit den Schultern über deine Handgelenke. Deine Arme bleiben dabei kraftvoll gestreckt. Fehlt dir noch die Kraft in der Bauchmuskulatur, dann setze die Knie leicht am Boden ab, ohne das Gewicht aus den Händen zu nehmen. Halte die Spannung in deiner Körpermitte.

Für das dynamische Üben kommst du mit deiner Einatmung nach vorne in die *Planke*, mit der Ausatmung schiebst du dich zurück in den *herabschauenden Hund*. Bleibe während der Übung so fest wie möglich in deiner Körpermitte.

Ziehe dafür deinen Bauchnabel kraftvoll nach innen und schiebe deinen unteren Rippenbogen in dieselbe Richtung wie den Bauchnabel. Aktiviere *Mula Bandha,* ziehe also deinen Beckenboden fest nach innen. Für einen Ausgleich nach einigen Wiederholungen komme gerne für ein paar Atemzüge zurück in *Balasana* (das Kind).

In dieser Übung verbindest du die Kraft deiner Körpermitte mit der Kraft in Schultern, Armen und Händen. Sie ist sehr kraftvoll. Beginne langsam mit wenigen Wiederholungen und steigere dich dann Schritt für Schritt. Brauchst du zwischendurch oder danach Entspannung für deine Hände und Handgelenke, kannst du mit leichtem Druck deine Handgelenke über die Matte rollen und die Hände ein paarmal öffnen und schließen.

ÜBUNG 6:

DER DREIBEINIGE HUND UND DER LÄUFER

Diese Übung ist eine große Herausforderung, besonders für die Öffnung der Hüftgelenke. Sei nicht frustriert, wenn es nicht gleich am Anfang klappen will. Übe beharrlich und mit Gleichmut.

Beginne im Vierfüßlerstand und drücke dich von hier aus zurück in den *herabschauenden Hund*. Achte zunächst wieder auf deine korrekte Ausrichtung, wie oben beschrieben. Schiebe deine Finger weit gespreizt kraftvoll in deine Matte. Setze deinen linken Fuß einen halben Schritt weiter nach vorne und schiebe die Ferse in den Boden. Löse das rechte Bein und strecke es weit nach hinten aus. Halte die Fußspitze herangezogen und dein Becken gerade. Hebe dein Bein zunächst nicht sehr weit, übe die Haltung einfach immer wieder.

Schiebe mit deiner Einatmung noch einmal kraftvoll in den rechten Fuß und komme dann links auf die Fußspitze, ziehe das rechte Knie an dein Brustbein heran und leite so den rechten Fuß nach vorne. Stelle ihn hier zwischen deinen Händen (oder kurz dahinter) auf der Matte ab. Richte dich im Oberkörper ganz leicht auf, indem du dein Brustbein mithilfe deiner Hände nach vorne ziehst. So bringst du mehr Länge in deine Wirbelsäule.

Fühlst du dich mit beiden Haltungen und dem Übergang sicher, kannst du auch hier ins dynamische Üben kommen. Atme dann im *dreibeinigen Hund* aus und atme im *Läufer* ein.

Zum Ausgleich komme wieder zurück auf die Knie und in *Balasana*.

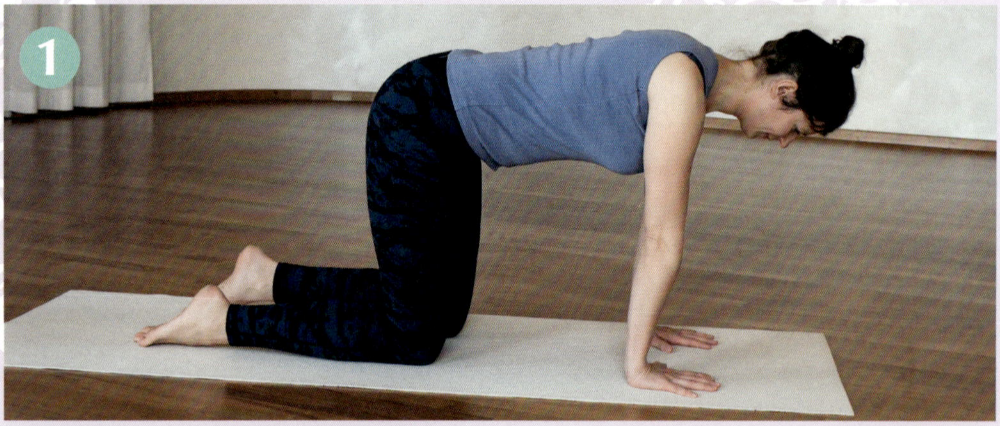
1

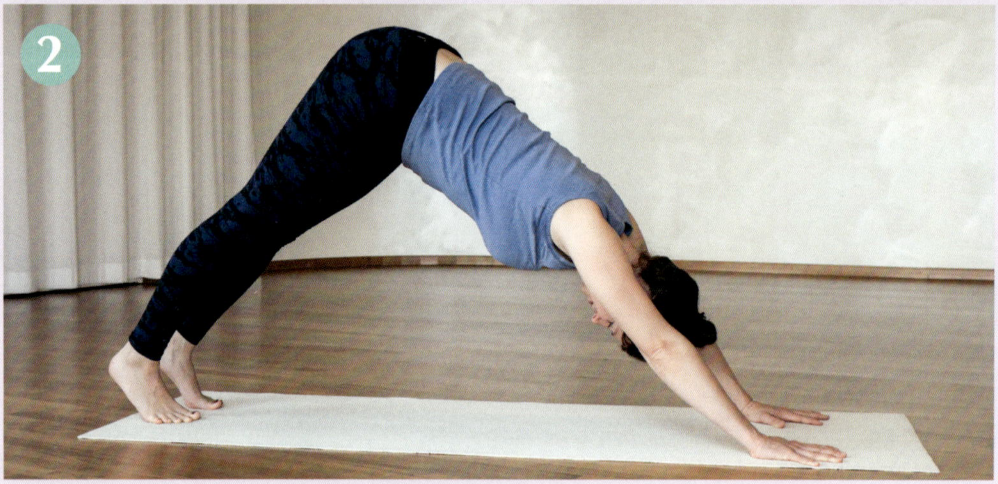
2

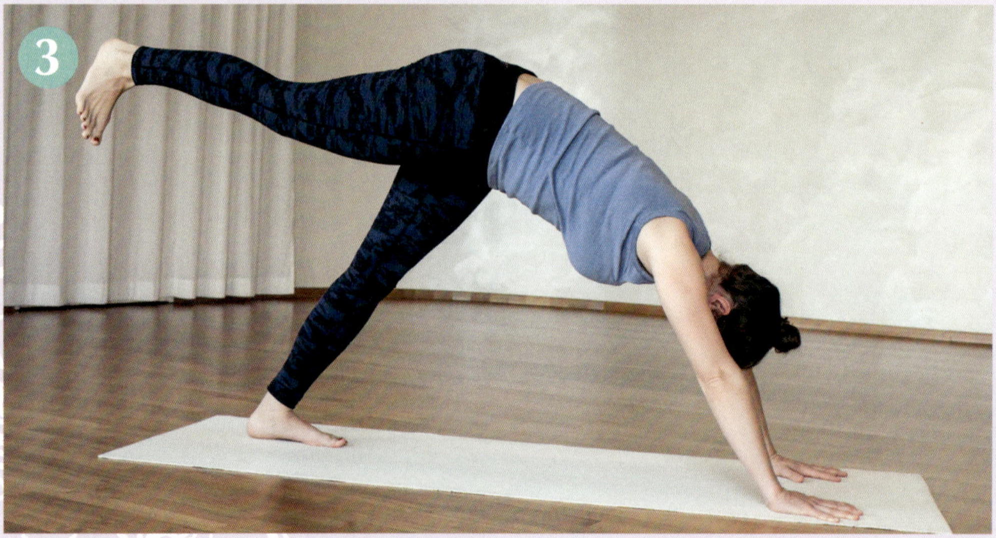
3

Für den *dreibeinigen Hund* brauchst du deine gesamte Rumpfmuskulatur, besonders forderst du hier die Muskulatur rund um dein Becken. Je mehr Zeit du dir lässt, um dein Bein von hier aus nach vorne zu führen und den Fuß sanft abzustellen, umso intensiver arbeitet deine Bauchmuskulatur dabei.

Will der Schritt dir nicht in voller Länge gelingen, darfst du natürlich auch gerne mit deiner Hand den Unterschenkel umfassen, um das Bein weiter nach vorne zu bringen. Es ist zunächst schon einmal eine Herausforderung, den Oberkörper weit genug gehoben zu halten, um Platz für das Bein zu schaffen. Übe achtsam und beharrlich und lasse dich nicht von deinen bisherigen Einschränkungen davon abhalten, weiterzumachen!

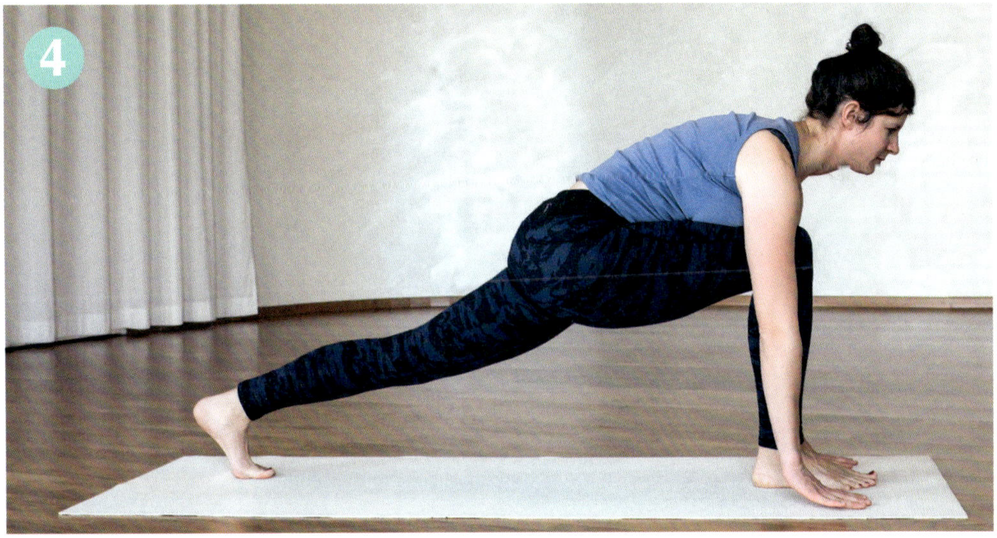

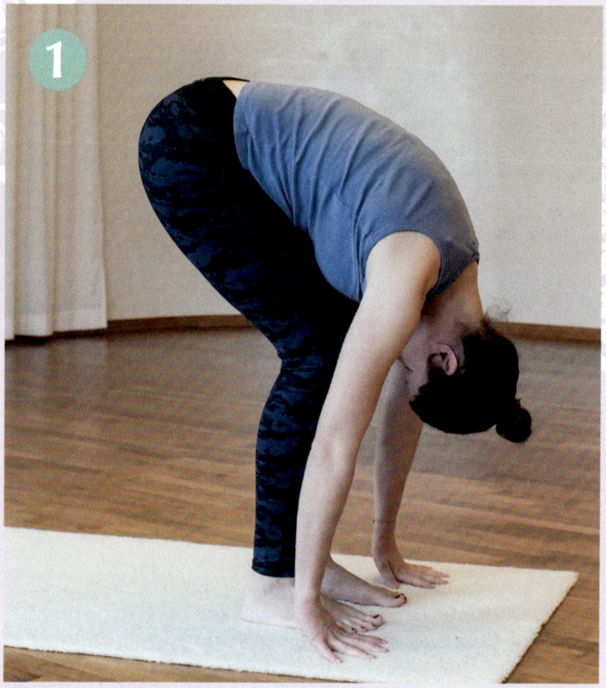
1

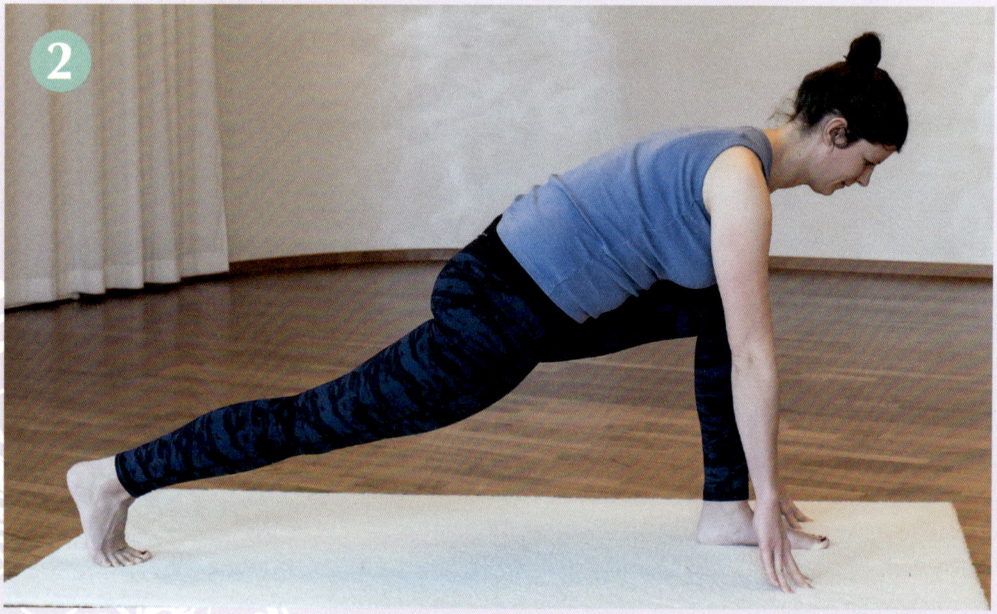
2

ÜBUNG 7:

SICH AUS DEM LÄUFER AUFRICHTEN IN *Virabhadrasana* I (DIE HELDENHALTUNG I)

Du kannst auf zwei Wegen in den *Läufer* kommen: Der erste Weg ist in Übung 6 beschrieben und mit Sicherheit ein sehr anspruchsvoller Weg. Um es dir anfangs etwas leichter zu machen, beginne in *Uttanasana* (der Vorbeuge).

Steige mit dem rechten Fuß zurück und halte beide Hände vorne auf dem Boden abgelegt in Schulterhöhe. Achte darauf, dass dein linkes Knie über deinem Fußgelenk ausgerichtet ist und weder nach außen noch nach innen fällt. Die rechte Ferse strebt zum Boden und das Bein ist lang und fest.

Fällt dir diese Haltung noch schwer, halte das hintere Knie abgelegt, ohne die Spannung im Bein loszulassen. Ziehe dich im Brustbein nach vorne, um Länge in die Wirbelsäule zu bringen. Aktiviere deine Bauchmuskulatur und *Mula Bandha*.

Richte dich nun mit der nächsten Einatmung auf, bis dein Oberkörper senkrecht ist. Lege dabei deine Hände gerne aneinander und vor dein Herz. Hast du bereits genügend Kraft in der Körpermitte aufgebaut, kannst du deine Arme dabei auch lang nach vorne und nach oben strecken. Mit deiner nächsten Ausatmung kommst du im Becken ein kleines Stück tiefer und so in der *Heldenhaltung I* an.

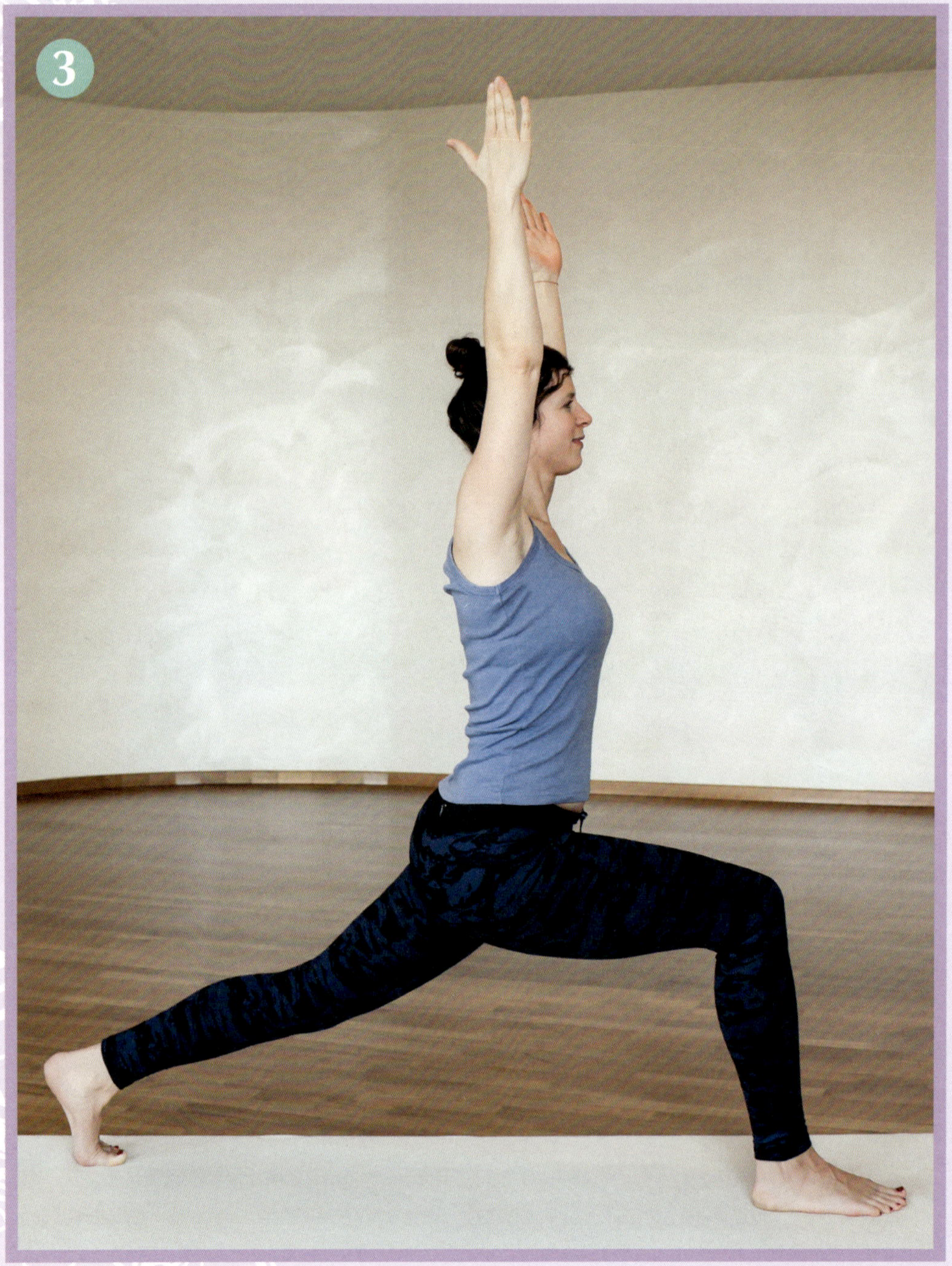
3

Einatmend streckst du nun die Arme weit nach oben aus, ohne die Stabilität in der Körpermitte zu verlieren, mit der Ausatmung neigst du dich dann wieder mit langem Rücken tief und kehrst zurück in den *Läufer*. Wenn es dir zunächst Schwierigkeiten bereitet, in deinem Atemrhythmus zu üben, dann lasse deinen Atem einfach frei fließen und konzentriere dich zunächst auf den korrekten Aufbau der Haltungen.

Vermeide es, mit Schwung zu üben, sondern übe langsam und mit deiner Kraft aus der Körpermitte. Zum Ausgleich kannst du aus dem *Läufer* das linke Bein wieder nach vorne holen und für einige Atemzüge in *Uttanasana* bleiben.

Korrekt ausgeführt und mit Spannung geübt, aktiviert diese Übung alle wichtigen Muskelgruppen in deinem Rumpf, aber auch in deinen Beinen und Füßen. Dadurch wirst du vielleicht auch nach dem Üben einen Energieschub spüren. Jedoch gilt auch hier: Übe stets in achtsamem Bewusstsein für deinen Körper und über- oder unterfordere ihn nicht. Finde einen angenehmen und ausreichend anstrengenden Rhythmus für dich.

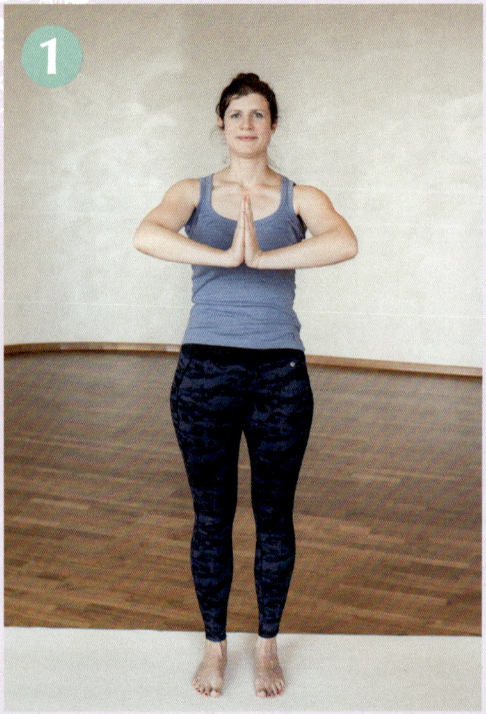
1

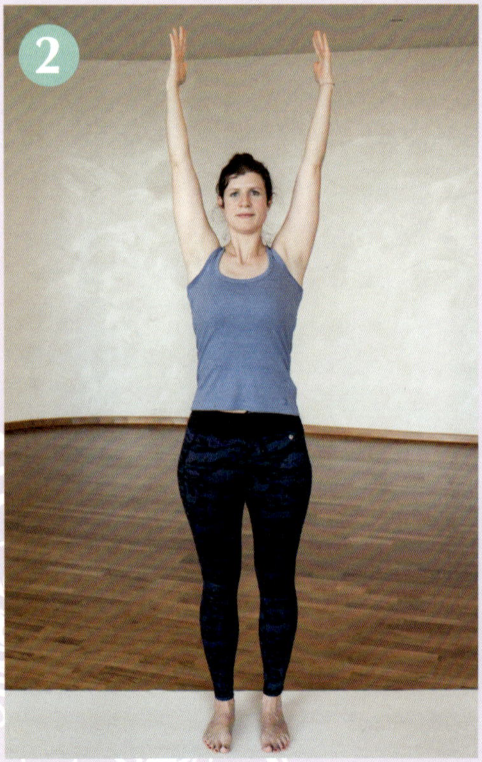
2

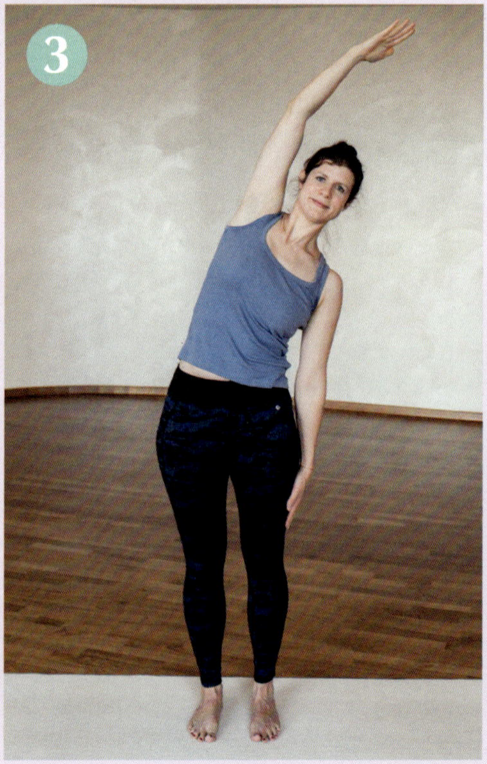
3

ÜBUNG 8:

ÖFFNUNG DER FLANKEN AUS *Tadasana* (BERGHALTUNG)

Stelle dich mit beiden Füßen mittig auf deine Matte und baue ein stabiles *Tadasana* auf. Schiebe nun einatmend beide Arme gestreckt nach oben in ein V, die Oberarme möglichst auf Höhe von oder hinter deinen Ohren. Achte darauf, dass die Finger kraftvoll nach oben strecken, die Schultern aber gleichzeitig aufeinander zu und nach unten ziehen.

Mit der Ausatmung lasse den linken Arm nach unten sinken und ziehe den rechten Arm nach links über deinen Kopf. Öffne deine rechte Flanke weit und atme einige Atemzüge tief in den rechten Rippenbogen ein und aus. Spüre die Weite auf deiner rechten Seite. Mit einer nächsten Einatmung ziehst du den linken Arm wieder nach oben und kehrst zurück in die Mitte. Lasse dann ausatmend den rechten Arm sinken und schiebe den linken Arm über den Kopf. Öffne deinen linken Rippenbogen ebenso weit und atme tief hinein.

Kehre einatmend wieder zurück zur Mitte und lasse dann ausatmend beide Arme sinken. Spüre in *Tadasana* nach.

In dieser Übung dehnst du deine seitliche Bauchmuskulatur und die Zwischenrippenmuskulatur weit auf, spannst aber gleichzeitig die Muskulatur an, um dich in der Seitneigung zu halten und deine Körperachse in die Länge zu strecken.

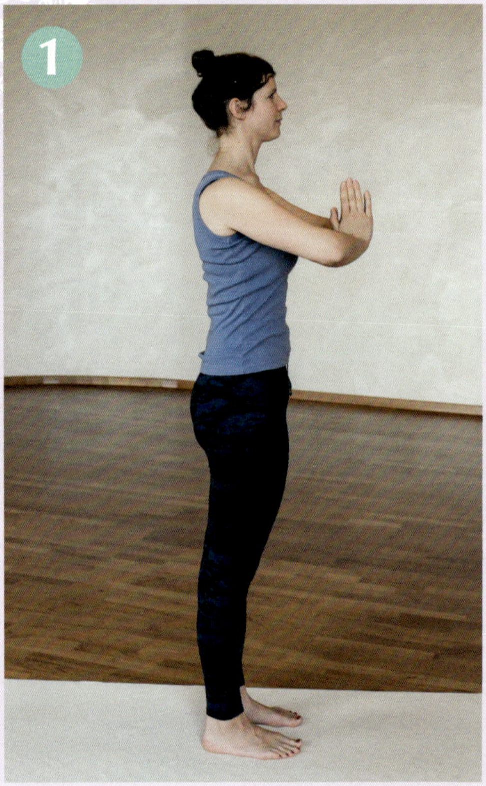
1

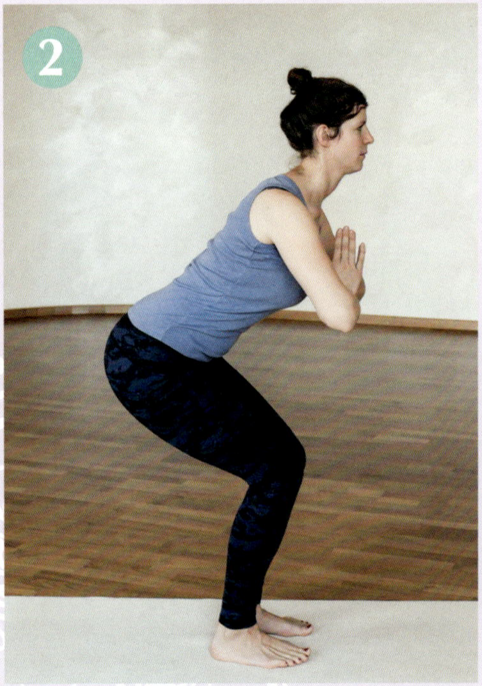
2

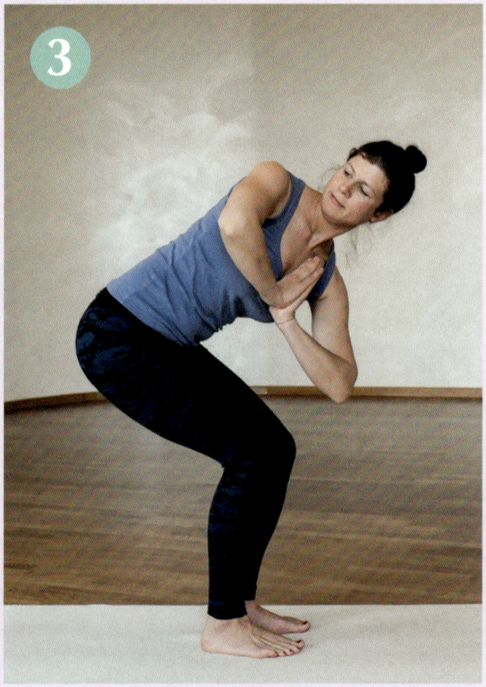
3

ÜBUNG 9:

ROTATION IN *Utkatasana* (DER STUHL)

Beginne in *Tadasana* und baue die Haltung, wie oben beschrieben, auf. Setze dich dann tief, wie auf einen Stuhl, in *Utkatasana* (s. o.). Lege deine Handflächen in *Anjali Mudra* vor deinem Herzen zusammen. Achte darauf, dass du im Oberkörper stabil bleibst und du Länge in der Wirbelsäule hältst.

Drehe dich nun im Oberkörper nach rechts und lege deinen linken Oberarm oder Ellbogen auf dem rechten Oberschenkel ab. Kannst du dich nicht so tief setzen, halte die Rotation und sitze so tief, wie es dir angenehm ist. Bleibe in der Haltung für einige tiefe Atemzüge und lenke deine Konzentration auf deine Körpermitte.

Löse die Haltung auf, indem du dich zuerst zurückdrehst und dich anschließend mit der Kraft aus deinen Beinen wieder hochdrückst. Lasse deine Arme gerne einmal sinken und spüre in *Tadasana* nach, bevor du in die Haltung und die Rotation zur linken Seite kommst.

Bleibe auch hier für einige Atemzüge mit dem Fokus auf die Körpermitte. Zum Ausgleich kehre zurück in *Tadasana*.

In dieser Übung verbindest du die Kraft aus deinen Füßen und Beinen mit der Kraft im Rumpf, um kontrolliert zu drehen.

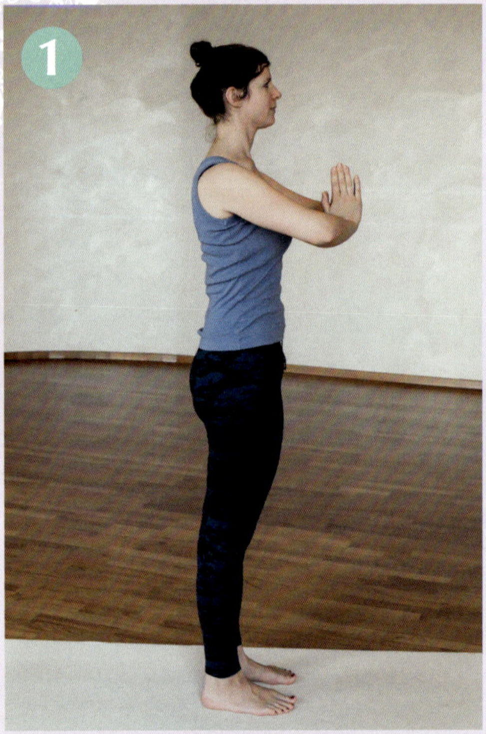
1

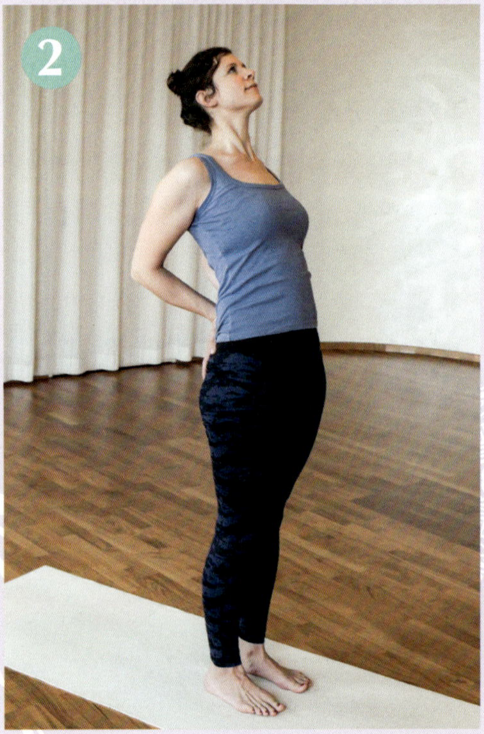
2

ÜBUNG 10:

RÜCKBEUGE IM STEHEN

Komme in *Tadasana* und baue die Haltung auf deiner Matte bewusst auf. Schiebe dann deine Arme nach hinten und lege dir deine Hände flach in den unteren Rücken auf Höhe deines Kreuzbeins. Ziehe dich mit deiner Einatmung lang nach oben und lehne dich dann mit der Ausatmung leicht zurück in deine Hände. Halte zunächst dein Kinn auf dem Brustbein und den Nacken lang. Schenke dir einige tiefe, bewusste Atemzüge in der Rückbeuge.

Um dich wieder aufzurichten, erhöhe den Druck deiner Hände gegen dein Kreuzbein und schiebe dich zurück nach oben. Spüre deiner Rückbeuge in einer entspannten Berghaltung nach.

In der Rückbeuge werden die geraden Bauchmuskeln gleichzeitig aktiviert und gedehnt. Deine Rückenmuskulatur wird intensiv beansprucht. Um deinen Körper weit nach oben zu strecken, benötigst du einen festen Stand und Aktivität in den Beinen und in deinem Becken. So ist diese Übung sehr komplex und intensiv für deinen Körper.

Nutze auch hier deinen Atem als Indikator. Wenn du in der Haltung nicht frei und fließend atmen kannst, komme wieder ein Stück zurück.

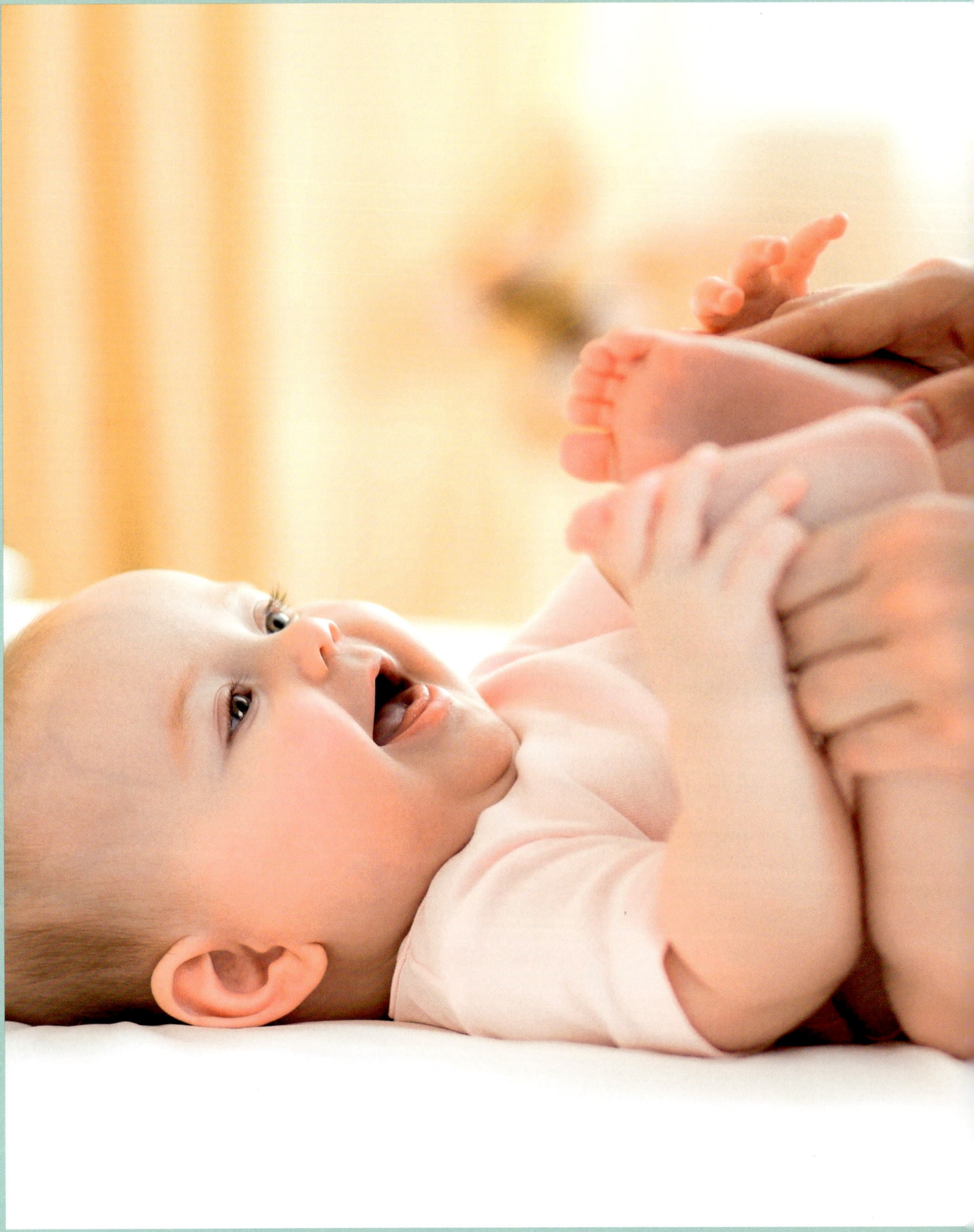

7

Zeit für dein Kind 3: Yoga für dein Baby

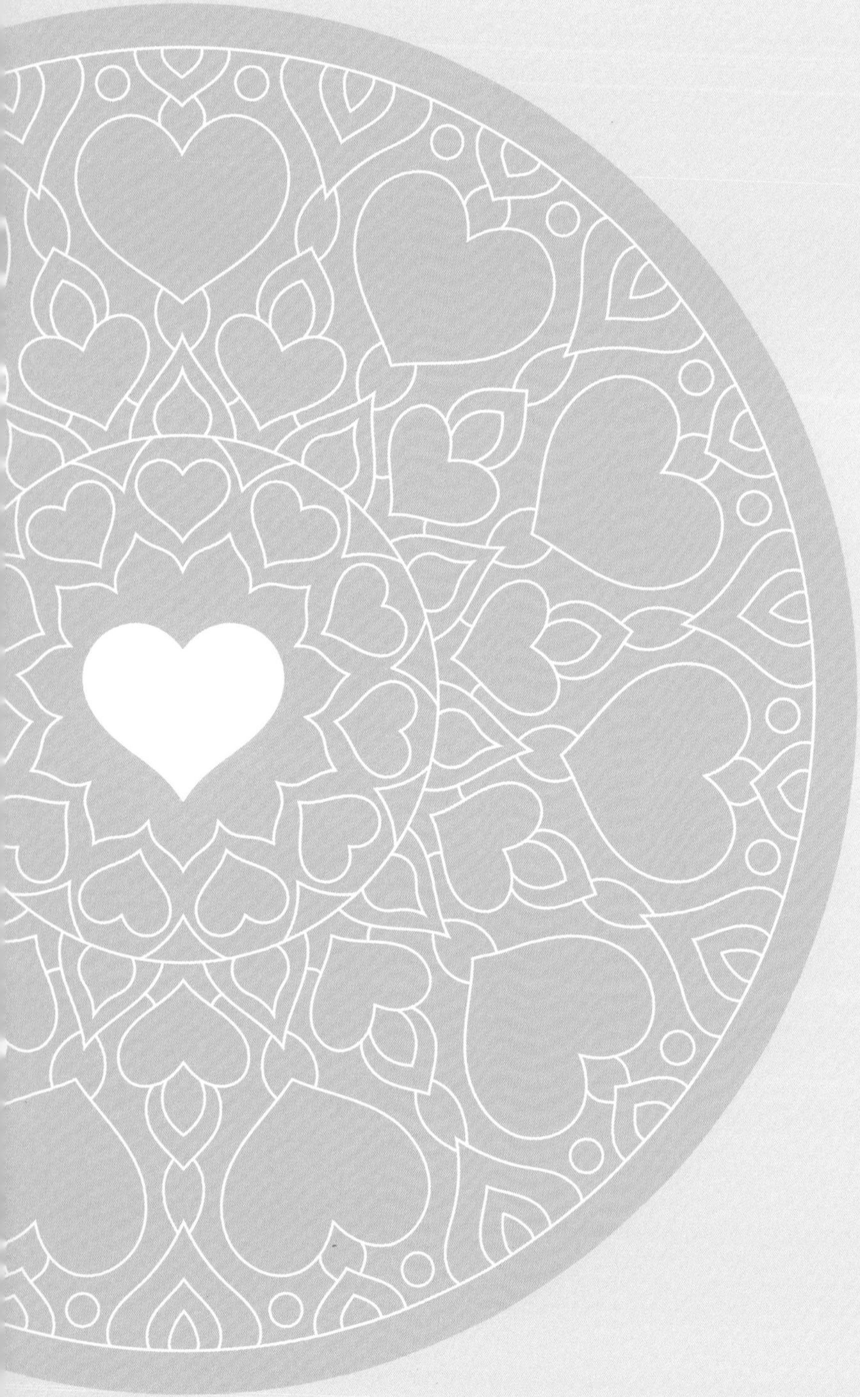

Die folgenden Übungen gehören zur traditionellen indischen Babymassage und unterstützen die körperliche und geistige Entwicklung deines Kindes. Bei regelmäßigem Üben lernt dein Kind mit den Haltungen seinen Körper besser kennen.

Da die Übungen die inneren Organe massieren, regen sie den Stoffwechsel an und können von schmerzhaften Blähungen befreien. Auch dein Kind kann durchaus schon unter Verspannungen leiden. Diese Übungen können diese lösen und wirken wunderbar entspannend auf den kleinen Körper. Da die sechs Übungen sehr einfach zu erlernen sind, kannst du sie nach kurzer Zeit in jede Wickelroutine einbeziehen, gleichgültig, wo du mit deinem Kind gerade bist. Die meisten Kinder reagieren mit einem fröhlichen Glucksen oder zumindest mit einem aufmerksamen Lächeln auf diese Übungen. Alleine dafür lohnt es sich schon, sie zu erlernen!

Beginne vor den Yogaübungen gerne mit einer *Golddusche*, wie ich sie bereits für die Massage beschrieben habe.

ÜBUNG 1:

SELBSTUMARMUNG

Dein Kind liegt vor dir und du baust Kontakt zu ihm auf. Greife nach seinen Unterarmen und führe die Arme vor der Brust gekreuzt zusammen. Öffne die Arme wieder nach außen, so weit, wie dein Kind es zulässt. In den ersten Monaten öffnen die Kinder sich in der Regel noch nicht gerne so weit, bleibe also ganz achtsam und lasse dein Kind bestimmen, wie weit es sich öffnen möchte. Nutze gerne deinen eigenen Atemrhythmus, um die Arme abwechselnd zu schließen und zu öffnen.

Wiederhole die Übung 5-6-mal und löse dann deine Hände von seinen Armen nach einer Öffnung.

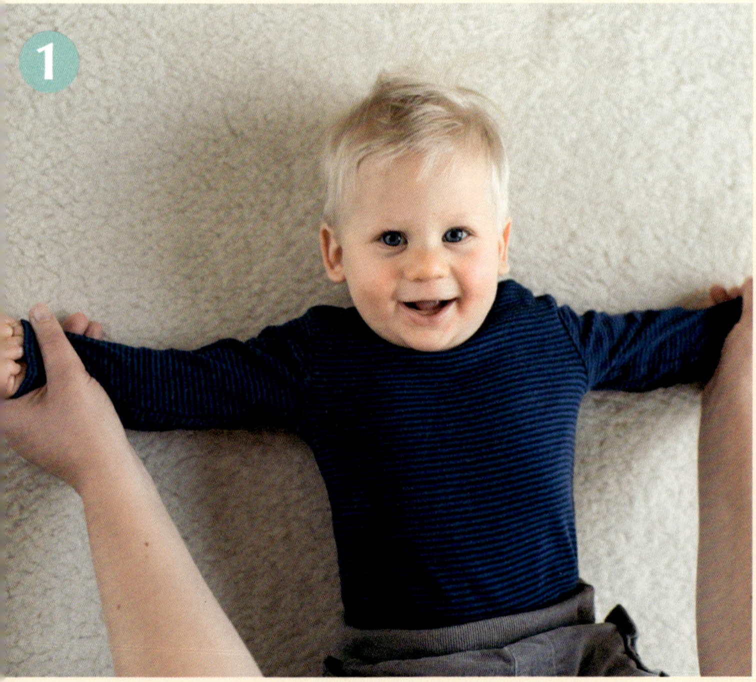

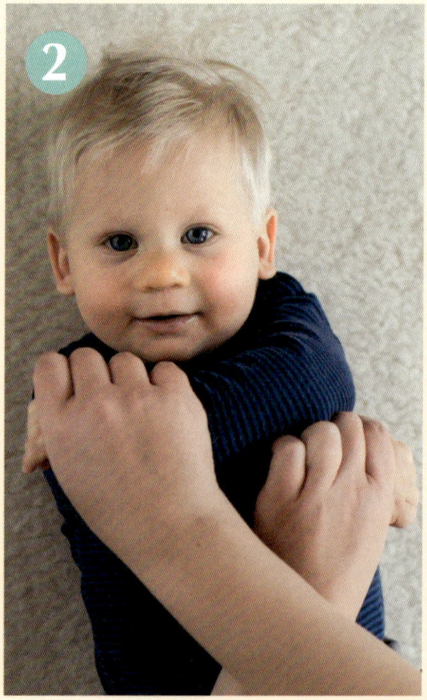

ÜBUNG 2:

BECKENSCHAUKEL

Greife mit deinen Händen um die Unterschenkel deines Kindes. Schiebe seine Knie nach oben und leicht nach außen, bis die Oberschenkel sanft auf den Bauch drücken. Die Füße führst du dabei leicht zusammen. Ziehe dann die Beine in eine Streckung nach unten. Achte auch hier darauf, wie weit dein Kind mitgehen möchte. Auch hier gilt, dass dein Kind in den ersten Monaten vermutlich die Beine noch nicht so weit öffnen mag, es später aber großen Spaß an der Bewegung hat und immer weiter öffnen und die Beine strecken wird. Auch hier kannst du gerne 5-6 Wiederholungen machen.

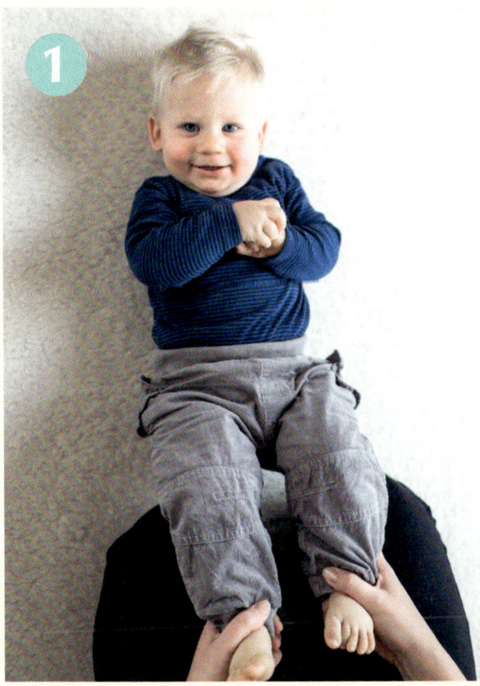

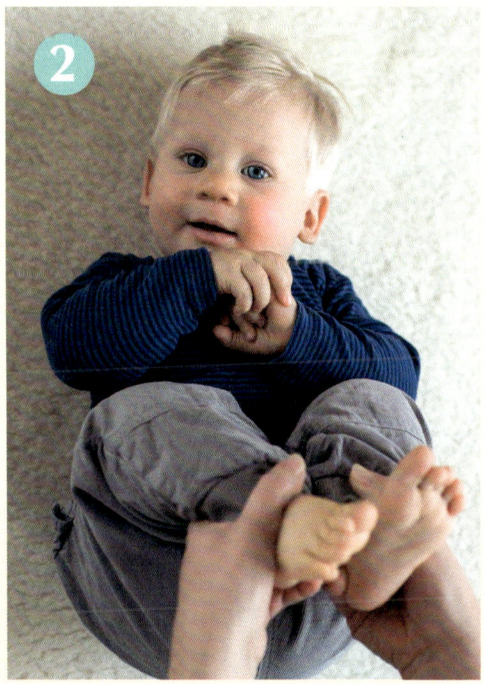

ÜBUNG 3:

BUDDHASITZ

Lege die Unterschenkel deines Kindes gekreuzt aneinander und greife mit beiden Händen um die Unterschenkel herum. Führe nun die Beine hier im *Buddhasitz* im Uhrzeigersinn kreisförmig über den Bauch. Dabei werden Knie und Hüftgelenke weit geöffnet. Diese Beweglichkeit hat dein Kind in der Regel von Natur aus, du solltest aber trotzdem ganz vorsichtig mit ihm üben, um die Gelenke nicht zu überlasten. Fühlt sich dein Kind in der Haltung nicht wohl, wird es dir das mit lautem Protest sagen.

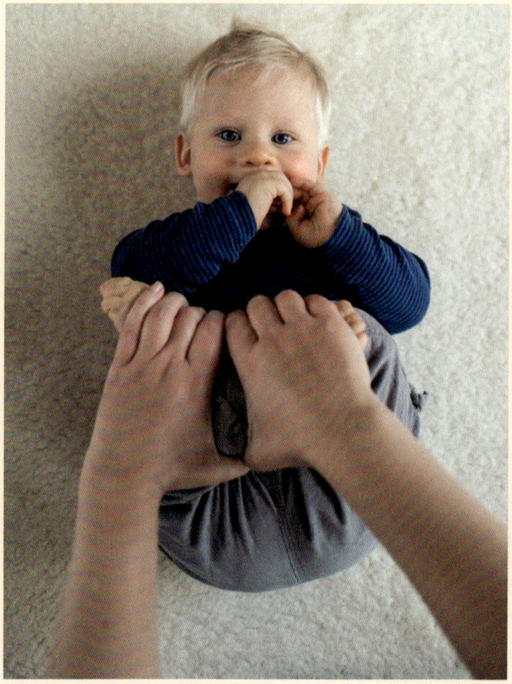

ÜBUNG 4:

DIAGONALE

Greife mit einer Hand den linken Unterarm und mit der anderen Hand den rechten Unterschenkel deines Kindes. Führe nun vor seinem Bauch die linke Hand und den rechten Fuß zusammen und öffne dann wieder. Übe auch hier 5-6 Wiederholungen und wechsle dann die Seite. Ist dein Kind schon etwas älter, kannst du es auch einen Moment in der Diagonale verweilen lassen und schauen, ob es selbst interessiert mit seiner Hand nach dem Fuß greift.

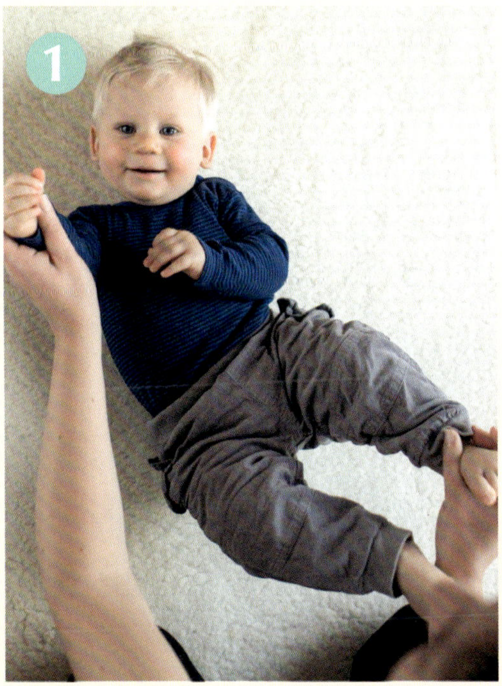

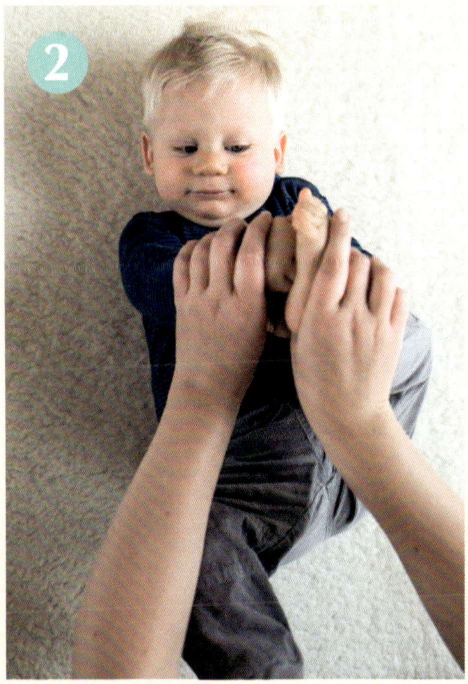

ÜBUNG 5:

HERKULES

Lege deine Daumen in die Handflächen deines Kindes und greife mit dem Rest deiner Hände um seine Handgelenke. Gib ihm nun den leichten Impuls, sich an deinen Händen hochzuziehen, bis es fast sitzt und leite es dann vorsichtig wieder zurück in Rückenlage. Da sich alle Kinder in einem unterschiedlichen Tempo entwickeln, reagieren sie auch ganz unterschiedlich auf diese Übung. Vielleicht möchte dein Kind diese Übung gar nicht mitmachen und reagiert nicht auf deinen Impuls. Dann gib ihm noch etwas Zeit. Vielleicht kann es aber auch gar nicht erwarten, sich hochzuziehen und freut sich, wenn du ihm diese Möglichkeit anbietest.

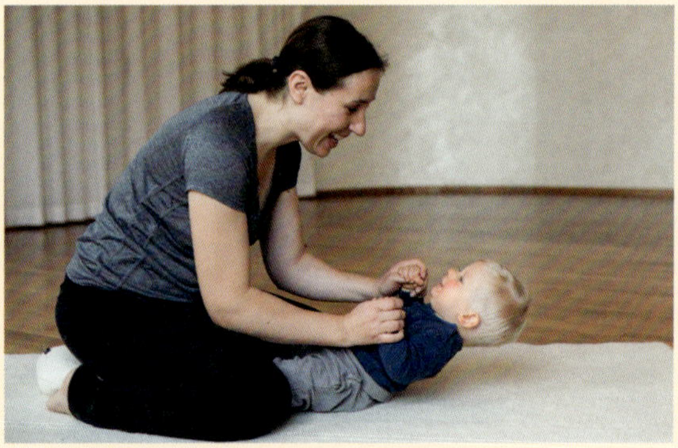

ÜBUNG 6:

DREHEN

Schon früh solltest du damit beginnen, dein Kind im wachen Zustand auf den Bauch zu legen. Die Bauchlage ist wichtig zur Entwicklung einer stabilen Rückenmuskulatur. Je eher dein Kind beginnt, die Bauchlage zu üben, umso eher wird es die Möglichkeit haben, den Kopf alleine zu halten und sich fortzubewegen.

Um dein Kind anzuleiten, sich in Bauchlage zu drehen, lege einen Arm ganz eng und gestreckt an den Körper. Leite den anderen Arm gestreckt nach oben. Drehe dein Kind nun über den angelegten Arm auf den Bauch.

Kann es den Kopf noch nicht alleine halten, drehe sein Gesicht zu einer Seite. Löse den angelegten Arm wieder nach oben, wenn dein Kind dies noch nicht von alleine tut. Achte darauf, dass sowohl die Drehung als auch die Lage des Kopfs von Mal zu Mal variiert, damit sich die Muskulatur nicht nur einseitig ausbildet.

In den ersten Monaten wird dein Kind dir vermutlich schnell signalisieren, dass es durch die Bauchlage angestrengt ist. Sobald es zu meckern beginnt, hole es zurück in die Rückenlage und übe mit ihm später erneut. Je älter dein Kind wird, umso mehr wird es die Bauchlage lieben, weil sie eine ganz andere Perspektive auf seine Umwelt anbietet.

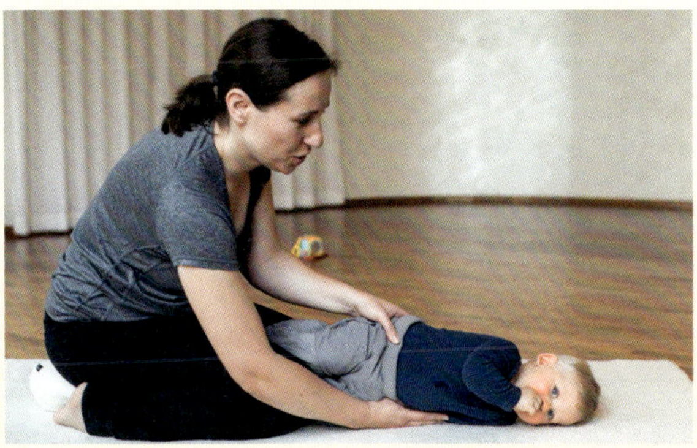

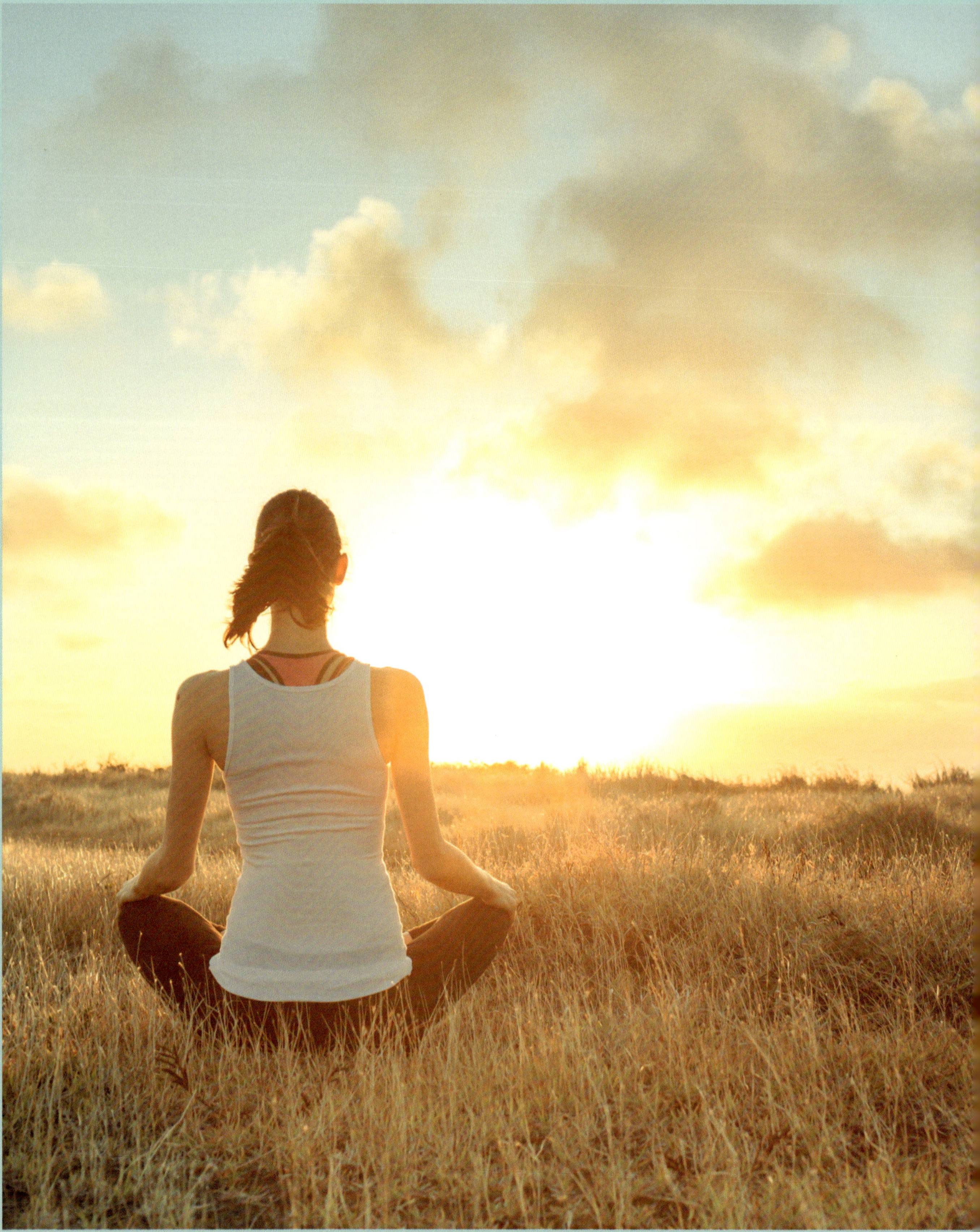

8

Yoga zur Kräftigung und Dehnung des gesamten Körpers

Übungen
mit deinem Kind

Dieses Kapitel bringt nun zusammen, was du bisher in diesem Buch erlernen konntest.

Bevor du mit diesen Übungssequenzen beginnst, macht es Sinn, sich kurz mit einigen Vorübungen aus den Kap. 2, 4 und 6 zu erwärmen.

Du findest hier zunächst Übungen, die du gemeinsam mit deinem Kind machen kannst, wenn ihr beide gemeinsam etwas „turnen" wollt. Gehe spielerisch an das Üben mit Kind heran und vermeide es, eine Erwartungshaltung aufzubauen. Wie in allen Yogahaltungen ist es wichtig, dass du zunächst deine eigene Haltung sicher aufbaust, dann kannst du dein Kind positionieren.

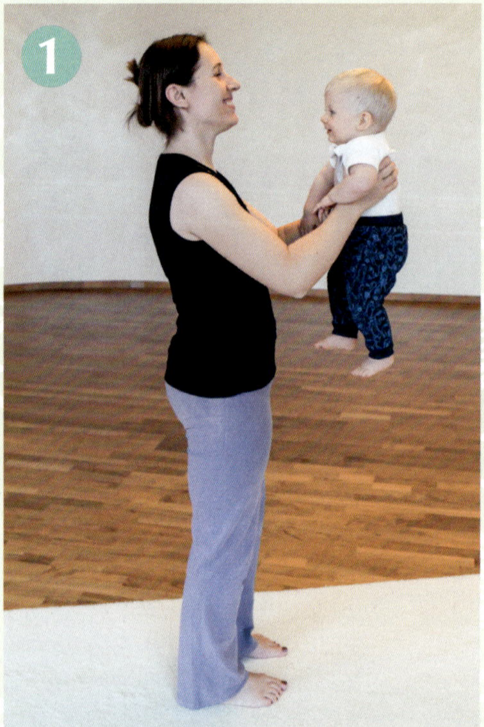
1

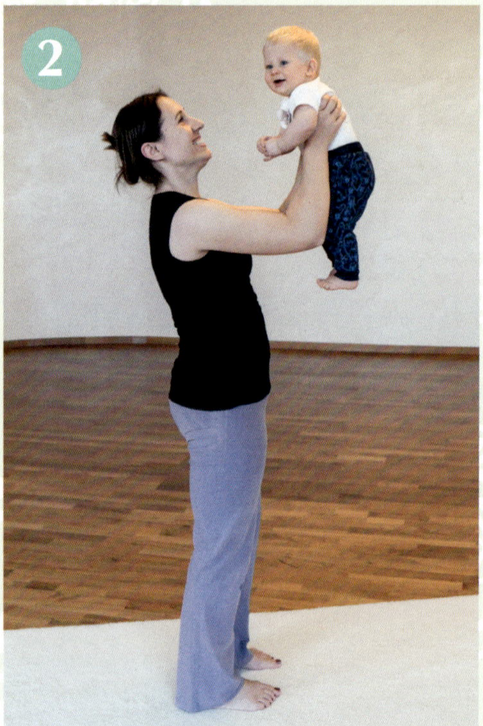
2

ÜBUNG 1:

DER BERG
Tadasana

Halte dein Kind zunächst bequem auf deinem Arm und stehe mittig auf deiner Matte. Baue eine stabile und kräftige Berghaltung, wie zuvor beschrieben, auf. Achte darauf, dass du deinen Beckenboden aktivierst und deine Körpermitte festmachst, indem du den Bauchnabel und den unteren Rippenbogen kräftig nach innen ziehst. Greife mit beiden Händen unter die Arme deines Kindes und führe es nun nach vorne von dir weg. Solange dein Kind noch klein ist, wirst du die Arme vielleicht sogar ganz strecken können.

Erspüre deinen Atemrhythmus und nutze ihn, um dynamisch zu üben: Strecke deine Arme mit der Ausatmung und beuge sie wieder mit der Einatmung. Erweitere die Übung, indem du dein Kind von vorne nach oben hebst und langsam wieder sinken lässt und von vorne mit (fast) gestreckten Armen den Oberkörper nach rechts und links in die Rotation drehst.

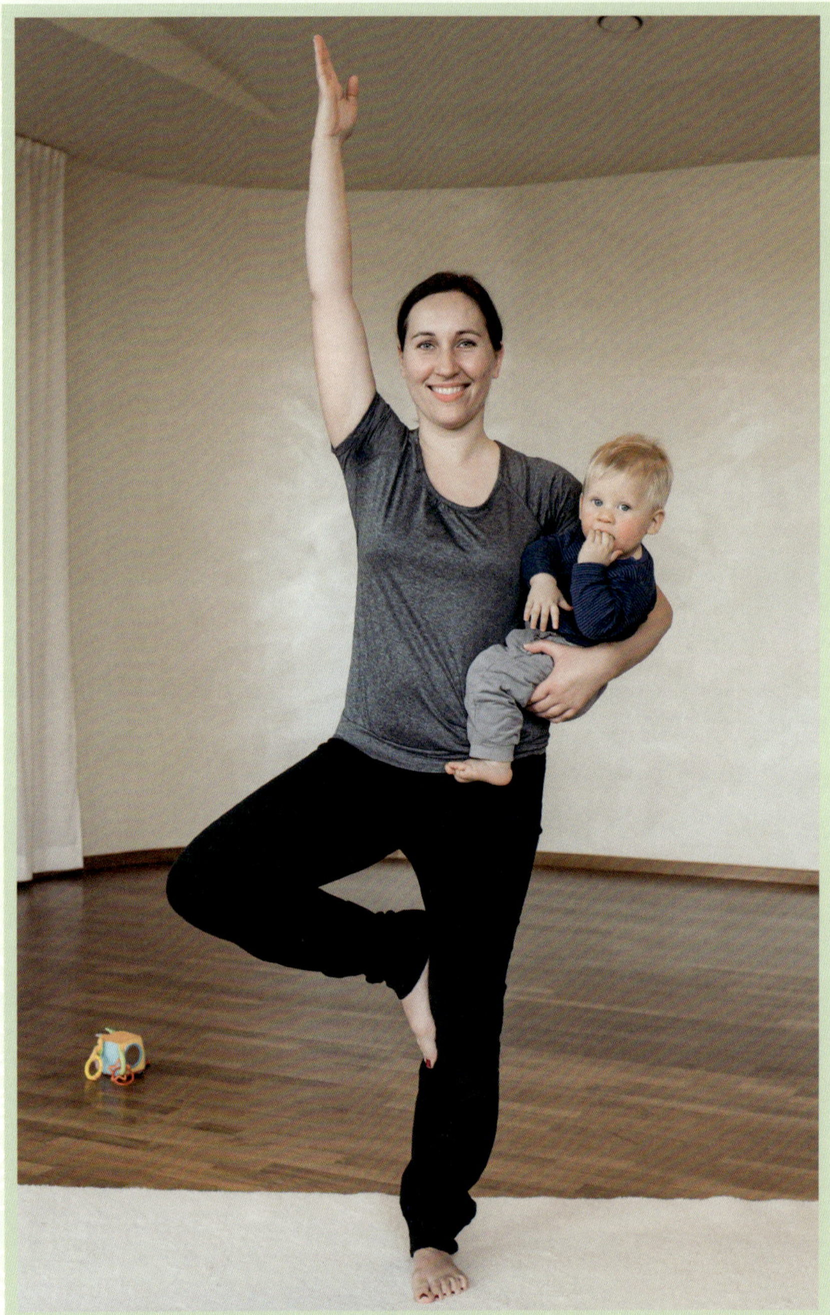

ÜBUNG 2:

DER BAUM
Vrksasana

Setze dir dein Kind in die linke Seite und stütze es mit deinem linken Arm. Kann dein Kind den Kopf noch nicht alleine halten, setzte diese Übung so lange lieber noch aus.

Hebe nun dein rechtes Knie auf Hüfthöhe und spüre zunächst in die einbeinige Haltung hinein. Stehst du stabil auf deinem linken Fuß, dann ziehe das rechte Knie nach außen und stelle dir den rechten Fuß innen an dein linkes Bein. Der Fuß kann halb am Boden abgestellt und nur die Ferse in Verbindung mit dem Bein sein oder du stellst den ganzen Fuß gegen den Unter- oder Oberschenkel deines linken Beins. Fühlst du dich sicher in der Haltung, kannst du den rechten Arm heben und nach oben ausstrecken.

Um das Gleichgewicht besser halten zu können, suche dir mit den Augen einen Punkt, auf den du dich konzentrieren kannst und stabilisiere deine Körpermitte. Löse die Haltung nach einigen Atemzügen so wieder auf, wie du hineingegangen bist. Übe auch die andere Seite.

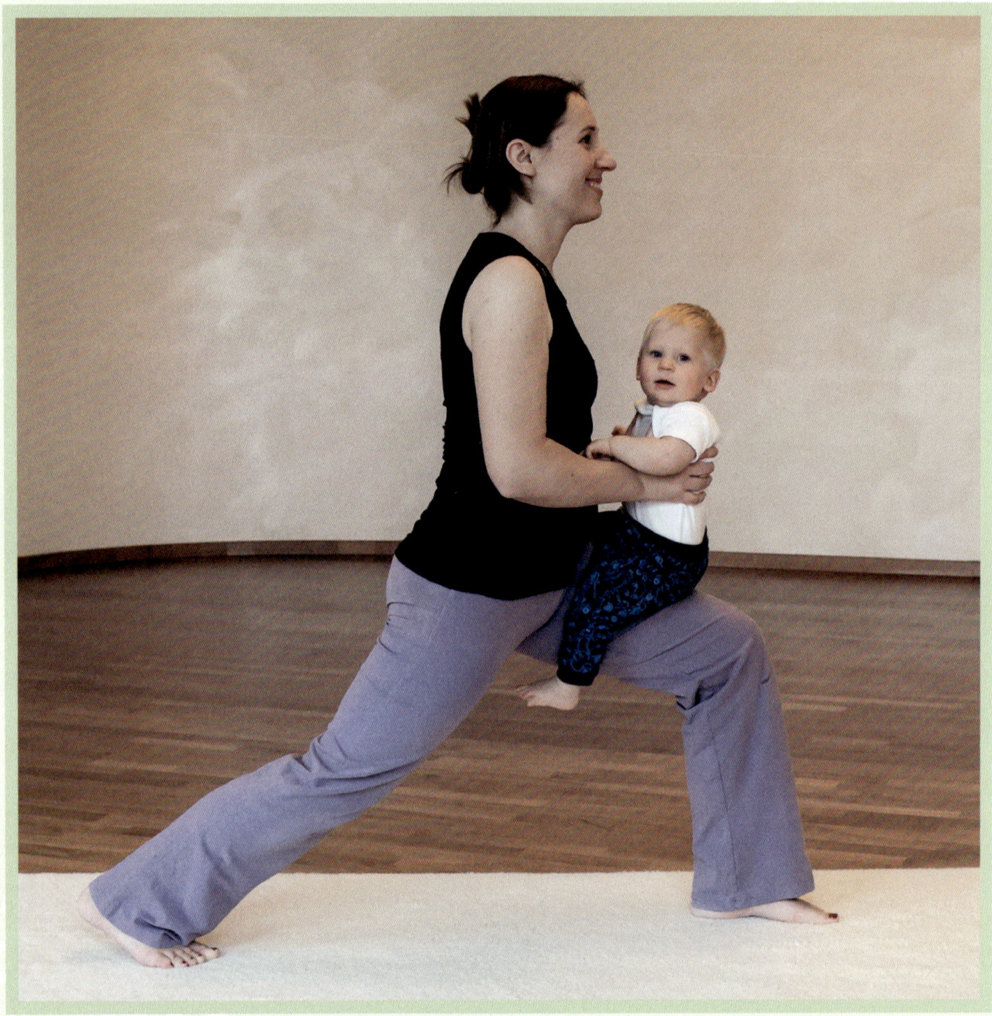

ÜBUNG 3:

DER LÄUFER
Dhavakasana

Komme aus dem Stand mit dem rechten Bein einen weiten Schritt nach hinten und beuge das linke Knie. Setze dein Kind hier auf deinem linken Bein ab. Achte darauf, dass dein Knie möglichst tief und bis maximal über dem Fußgelenk beugt. Bringe nun mehr Gewicht und Spannung in das rechte gestreckte Bein und schiebe kraftvoll die rechte Ferse zum Boden.

Achte auch darauf, dass dein Oberkörper nach vorne schiebt, deine Wirbelsäule dabei aber gestreckt bleibt. Stelle möglichst Augenkontakt zu deinem Kind her und verweile einige Atemzüge in der Haltung. Komme dann wieder nach vorne und hoch in den aufrechten Stand. Übe auch die andere Seite.

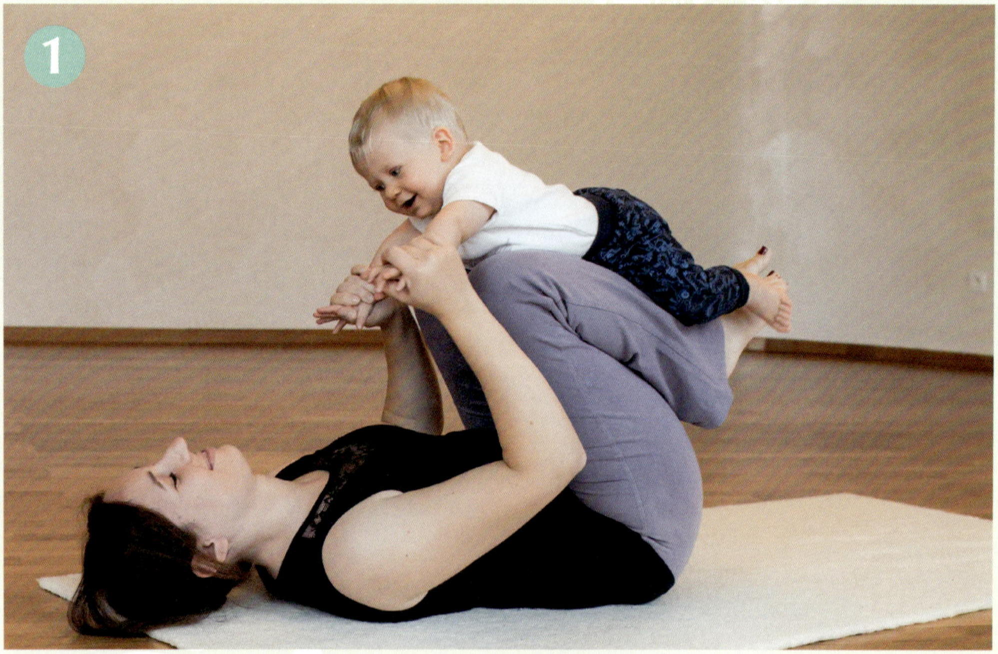
1

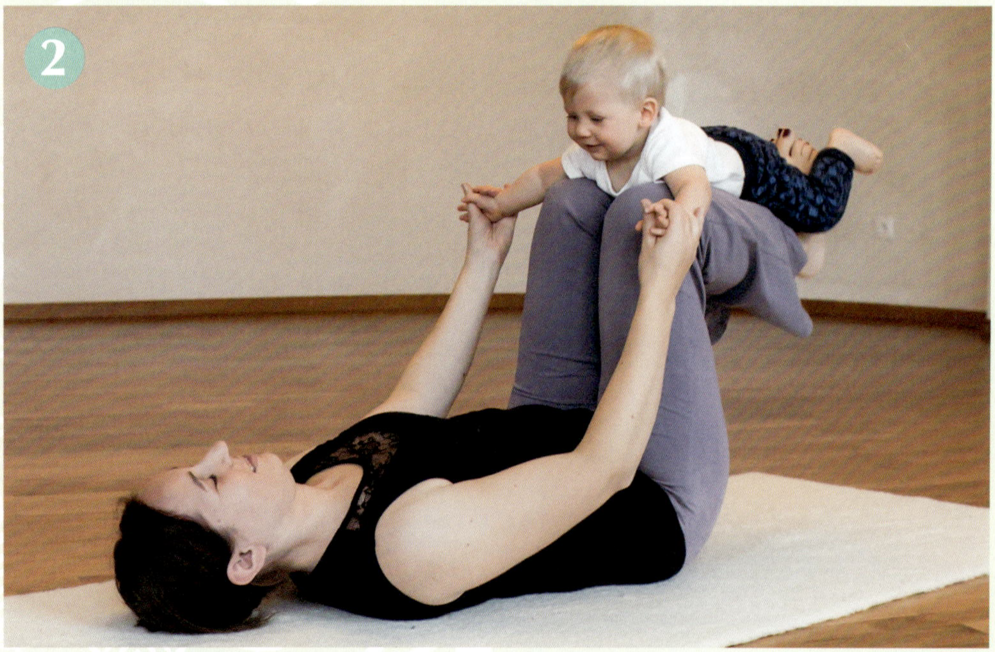
2

ÜBUNG 4:

DIE BEINSCHAUKEL
Apanasana

Komme in Rückenlage mit herangezogenen Beinen und lege dein Kind auf deinen Unterschenkeln ab. Greife mit deinen Händen nach seinen Unterarmen. Bei sehr jungen Kindern bietet es sich an, den Daumen in die Handfläche des Kindes zu legen und die restlichen Finger um die kleine Hand und die Handgelenke zu schließen.

Führe nun deine Beine nahe an deinen Oberkörper heran und wieder in Armeslänge vom Oberkörper weg. Schaukele so über dein Kreuzbein und spüre in deine Wirbelsäule hinein. Halte deine Beine kraftvoll, um deinem Kind eine sichere Unterlage zu bieten.

Stelle nach einigen Wiederholungen deine Füße am Boden ab und hole dir dein Kind auf deine Brust. Stelle die Füße mattenweit geöffnet auf und lasse deine Knie zusammensinken. Genieße ein paar Atemzüge in der Ausgleichshaltung.

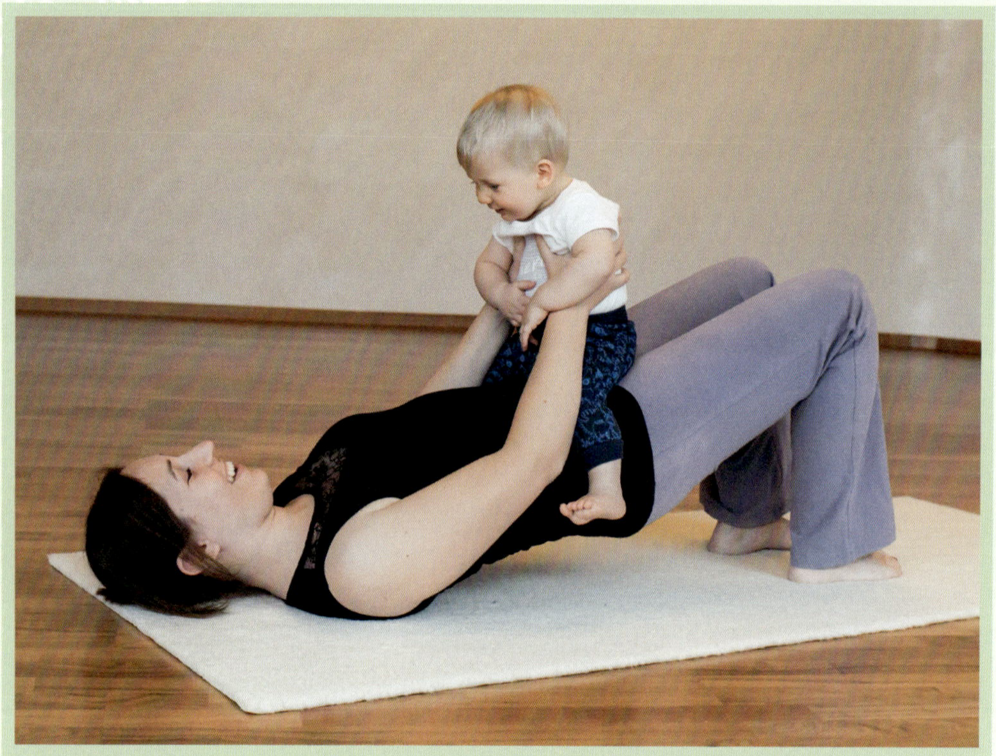

ÜBUNG 5:

DIE SCHULTERBRÜCKE
Setu Bandha

Diese Übung eignet sich nur für ältere Kinder, die ihren Kopf schon sehr sicher halten können und auch schon sicher sitzen.

Bleibe in Rückenlage und setze dir dein Kind auf deinen Unterbauch. Halte seine Hände und Arme mit deinen Händen fest. Schiebe nun dein Becken langsam nach oben in die Schulterbrücke. Rolle dabei Wirbel für Wirbel nach oben ab. Nutze deinen Atemrhythmus, um die Bewegung daran anzuschließen. Mit der Ausatmung kommst du hoch, mit der Einatmung rollst du zurück und lässt alle Anspannung los. Stellst du auch hier wieder fest, dass du eher entgegengesetzt atmest, dann bleibe dabei. Wichtig ist, dass sich Atem und Bewegung möglichst natürlich miteinander verbinden. Wiederhole die Übung sechsmal oder öfter, solange ihr beide Spaß daran habt!

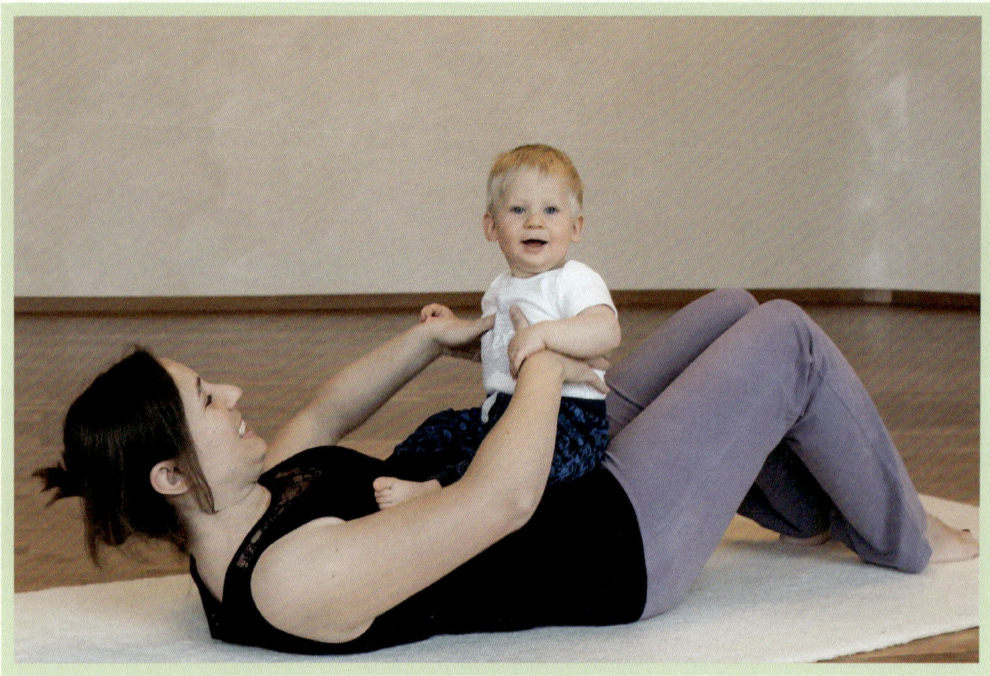

ÜBUNG 6:

DAS BILDERBUCH

Setze dich mit aufgestellten Füßen auf deine Matte. Richte dein Becken auf und lasse deine Wirbelsäule nach oben streben. Beide Füße stehen mindestens hüftweit geöffnet und mit festem Kontakt auf deiner Matte. Lege dein Kind auf deine Oberschenkel und seine Beine auf deinen Bauch. Strecke deine Arme nach vorne aus, ohne die Schultern nach vorne zu ziehen. Lasse deinen Oberkörper nun langsam mit der Ausatmung nach hinten sinken und ziehe dich einatmend wieder hoch.

Mache die Bewegung anfangs gerne ganz klein. Diese Übung spricht deine gerade Bauchmuskulatur an. Wenn also deine *Rektusdiastase* noch sehr weit geöffnet ist, dann lasse diese Übung aus oder übe die folgende Modifikation:

Statt dich gerade im Oberkörper nach hinten zu lehnen, ziehe den rechten Ellbogen schräg hinter deinen Rücken und den linken Arm nach vorne rechts an deinen Beinen vorbei. Dabei werden die schrägen Bauchmuskeln mehr angesprochen und du unterstützt so den Rückbildungsprozess.

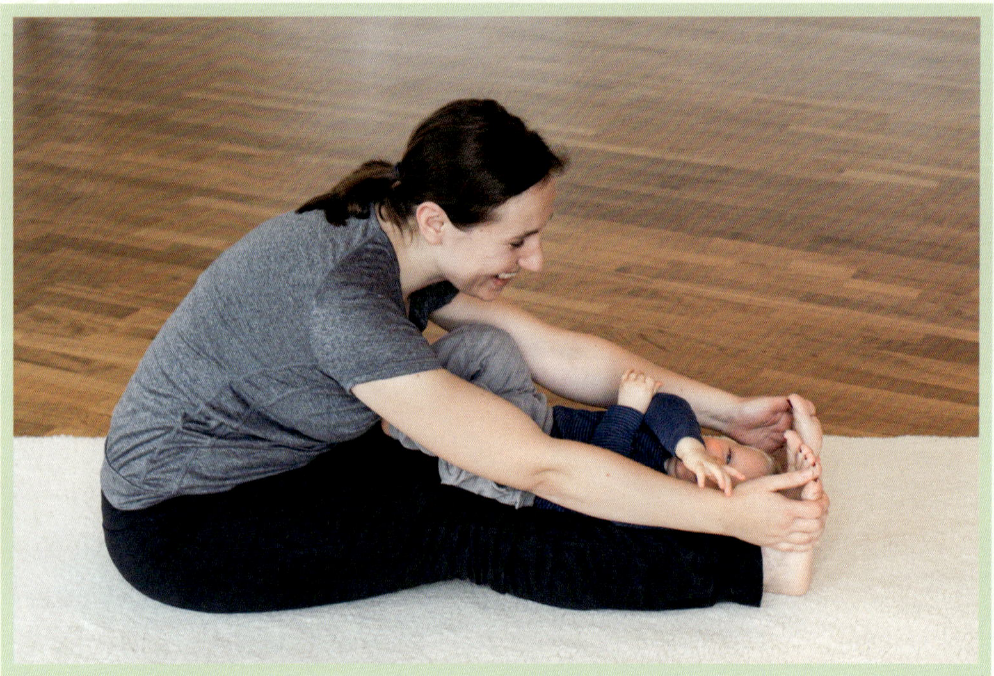

ÜBUNG 7:

DIE ZANGE
Pashimottanasana

Setze dich mit ausgestreckten Beinen auf deine Matte und lege dein Kind auf deinen Unterschenkeln ab. Der Kopf deines Kindes sollte knapp unterhalb deiner Fußgelenke liegen, sodass du die Füße noch gut zu dir heranziehen kannst. Deine Knie dürfen leicht gebeugt bleiben. Achte darauf, dass du dein Becken wieder aufrichtest und die Wirbelsäule in die Länge schiebst.

Mit deiner nächsten Einatmung ziehe deine Arme über die Seiten nach oben in die Streckung und ziehe dich dann mit der Ausatmung nach vorne und unten zu deinem Kind hin. Arbeite dich Atemzug für Atemzug tiefer in die Haltung hinein und achte auf die Länge auf deiner Körperrückseite. Bist du an einem Punkt angekommen, den du angenehm halten kannst, dann bleibe hier für einige Atemzüge und genieße die Vorbeuge.

Richte dich dann langsam und mithilfe deiner Hände wieder auf.

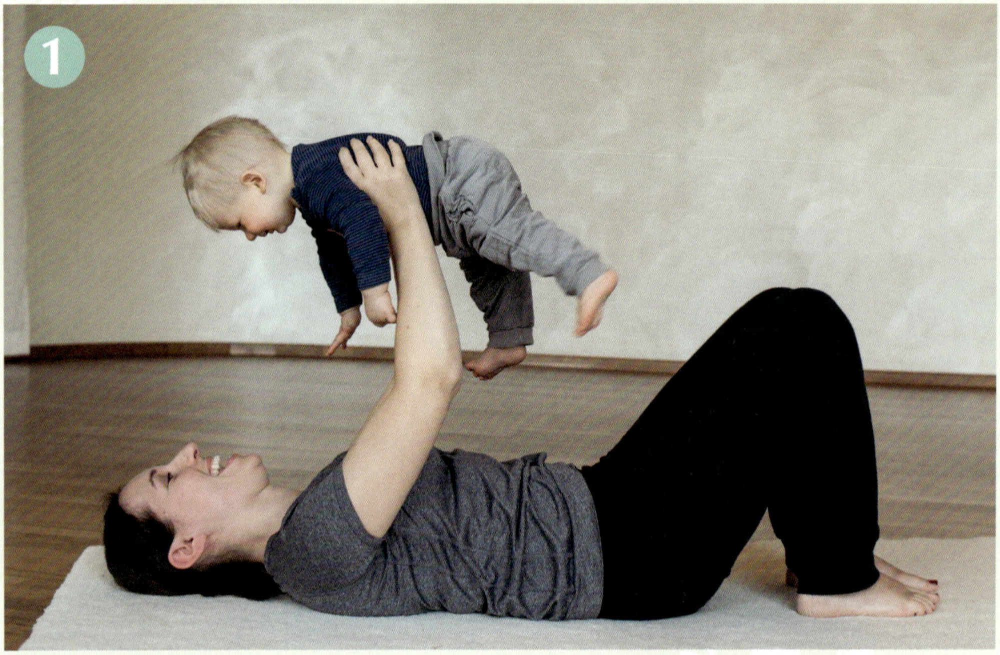
1

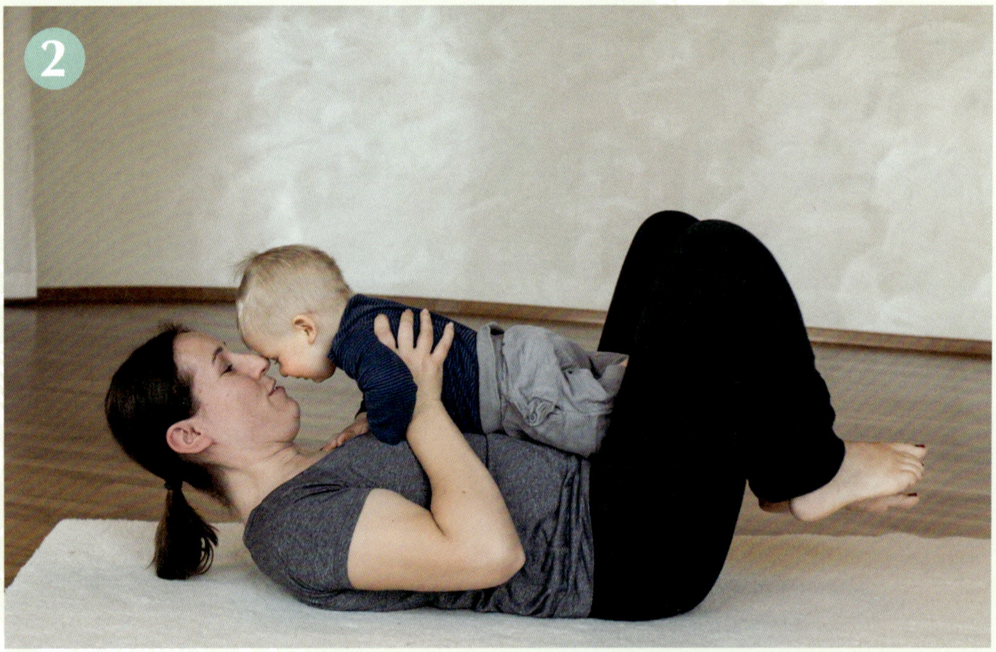
2

ÜBUNG 8:

DER HUBSCHRAUBER

Komme ganz in Rückenlage. Ob du deine Beine aufstellst oder lang ausstreckst, ist dir überlassen. Lege dir dein Kind auf die Brust und umfasse seine Flanken unterhalb seiner Arme mit beiden Händen. Lege deine Ellbogen jetzt eng an deinen Körper an und bleibe mit der Ausrichtung deiner Arme in dieser Position. Strecke und beuge jetzt deine Arme, sodass dein Kind hoch und tief „fliegt". Eine starke Körpermitte unterstützt dich in der Übung und macht sie zugleich anspruchsvoller. Übe so oft und so lange, wie ihr beide Freude daran habt!

Übungen
ohne dein Kind

Wenn du mal Zeit für dich findest, kannst du diese Flows in beliebiger Reihenfolge üben. *Flows* sind Yogahaltungen, die in fließenden Übergängen und möglichst im Rhythmus deines Atems miteinander verbunden werden. Um sie zu erlernen, kannst du zunächst die Anleitung für deinen Atem außer Acht lassen. Wenn du dich in den Haltungen und den Übergängen sicher fühlst, setze auch die Anleitung zum Atemrhythmus mit um. Du kannst innerhalb der Flows auch jederzeit mindestens einen vollen Atemzug lang innehalten, um die jeweilige Haltung genauer aufzubauen oder tiefer hineinzuspüren.

Es ist wichtig, dass du dich vor diesen Übungen immer erwärmst und einige vorbereitende Übungen machst, damit du deinen Körper nicht plötzlich überforderst. Suche dir dazu einige Übungen aus Kap. 2 und 4 aus.

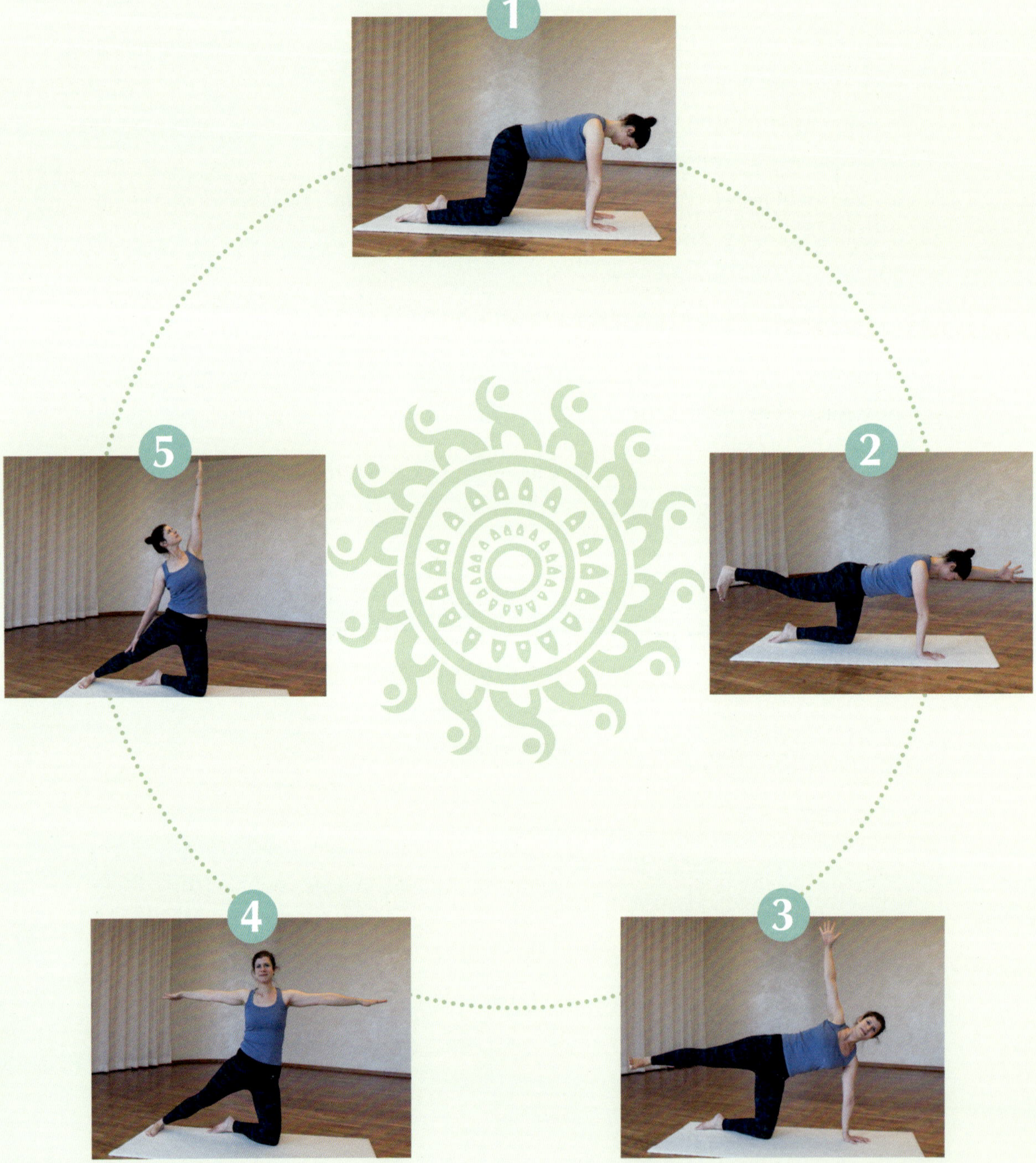
1
2
3
4
5

FLOW 1

Beginne im Vierfüßlerstand. Strecke das rechte Bein nach hinten aus und ziehe die Fußspitze zu dir heran. Die Ferse schiebt nach hinten und dein Bein ist aktiv und parallel zum Boden gestreckt. Löse auch die linke Hand von der Matte und schiebe den linken Arm nach vorne. Richte deine Handfläche nach innen oder nach unten aus, je nachdem, was sich für dich angenehmer anfühlt. Ziehe dich hier diagonal auseinander, halte dabei deine Körpermitte aktiv. Setze mit der Ausatmung die linke Hand wieder unterhalb der linken Schulter ab und öffne deine rechte Hüfte nach rechts.

Löse die rechte Hand von der Matte und ziehe den Arm über hinten nach oben. Atme dabei tief ein. Dein Oberkörper und Gesicht drehen mit nach rechts. Mit der nächsten Ausatmung ziehe den rechten Arm über den Kopf. Ziehe deine ganze rechte Körperseite auseinander. Stelle dann deinen rechten Fuß mit der Ausatmung hinter dir am Boden ab und richte dich im Oberköper auf. Atme ein, lege die rechte Hand auf dem gestreckten rechten Bein ab und führe den linken Arm nach oben, schaue der linken Hand hinterher. Senke dich mit der Ausatmung wieder ab und stelle deine linke Hand wieder auf der Matte unterhalb deiner Schulter ab, hebe dabei das rechte Bein noch einmal an.

Drehe dich mit dem Oberkörper und Becken bei einer weiteren Einatmung zurück nach unten und stelle ausatmend die rechte Hand und das rechte Knie zurück auf die Matte. Beginne dann mit der Übung auf der linken Seite.

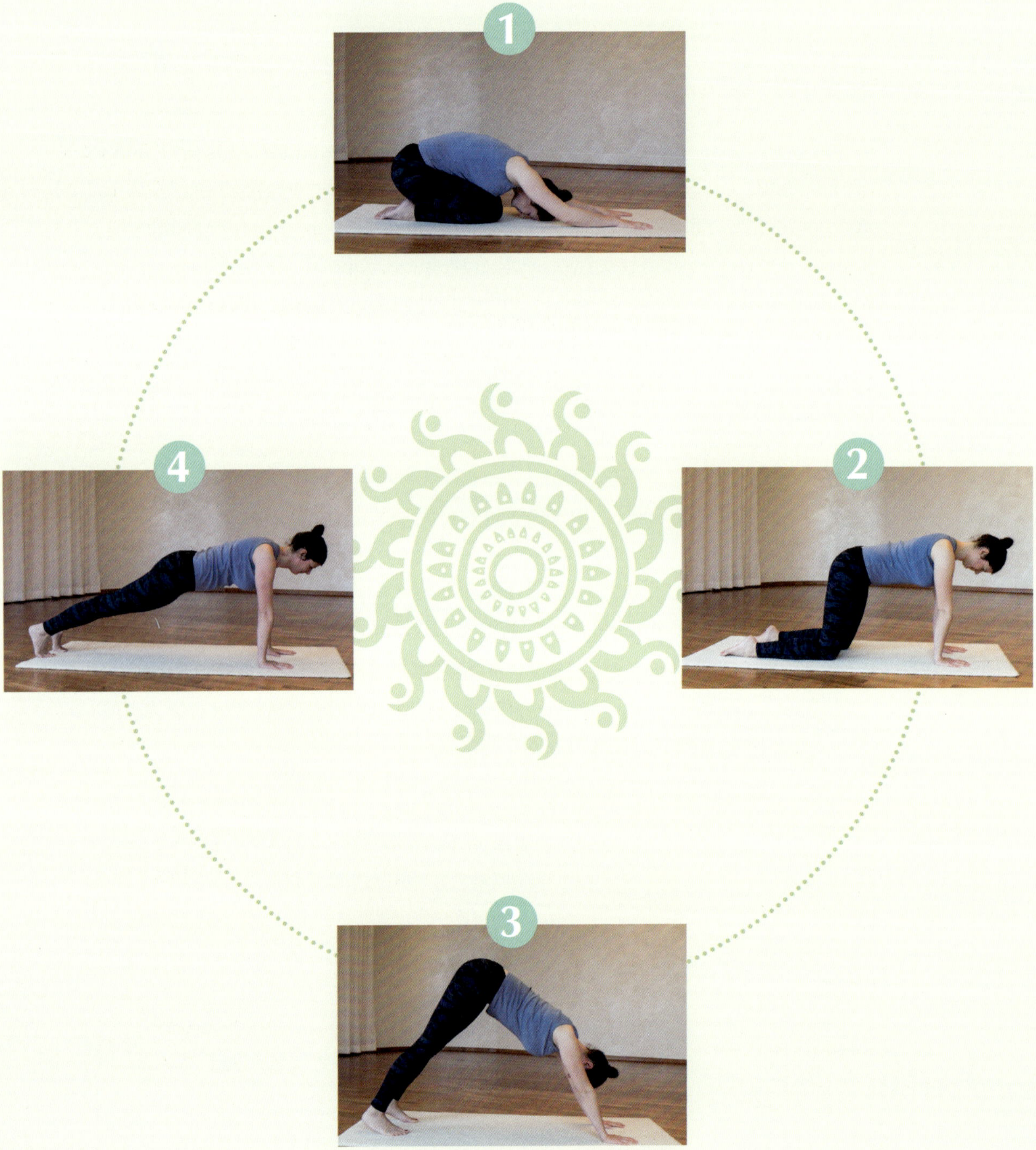
1
2
3
4

FLOW 2

Beginne in *Balasana, der Kindshaltung*. Ziehe dich mit der Einatmung hoch in den Vierfüßlerstand und stelle hier deine Fußspitzen auf. Löse mit der Ausatmung die Knie von der Matte und schiebe dich zurück in den *herabschauenden Hund*. Komme dann mit der Einatmung nach vorne in eine stabile *Planke* und mit der Ausatmung zurück in den *herabschauenden Hund*. Einatmend setzt du die Knie zurück auf die Matte in den Vierfüßlerstand, ausatmend kommst du zurück in *Balasana*.

1

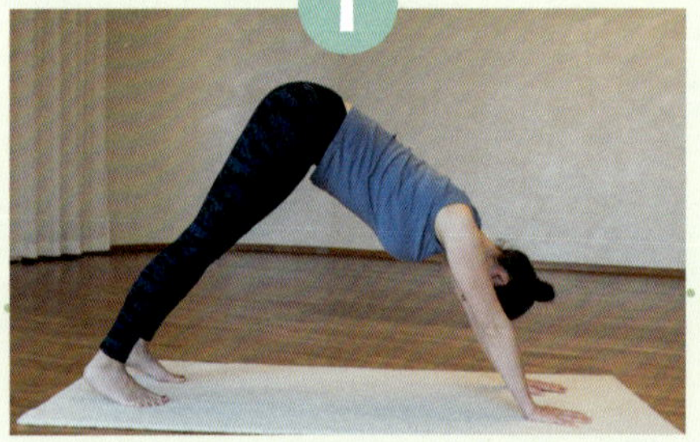

2

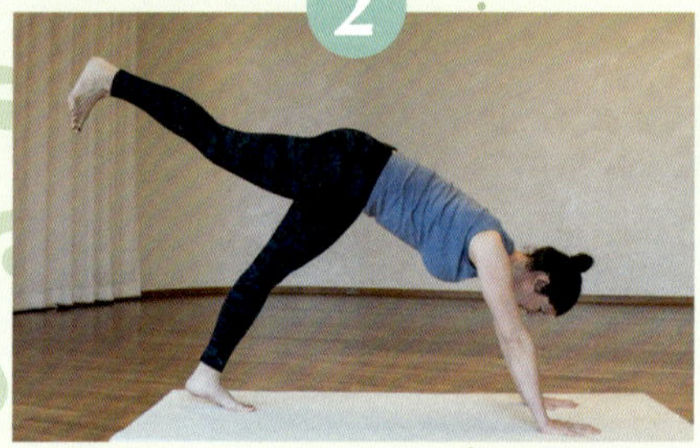

3

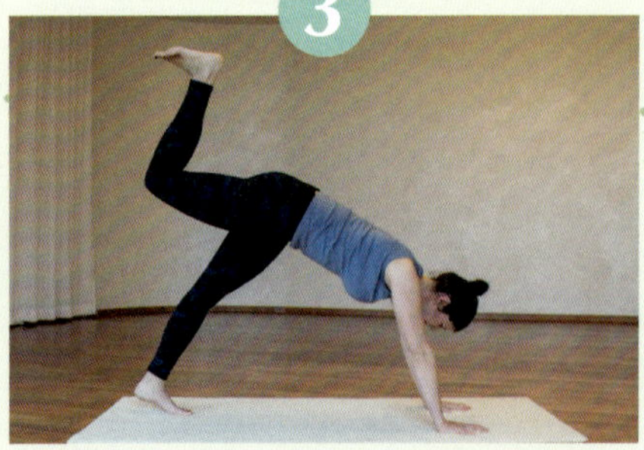

4

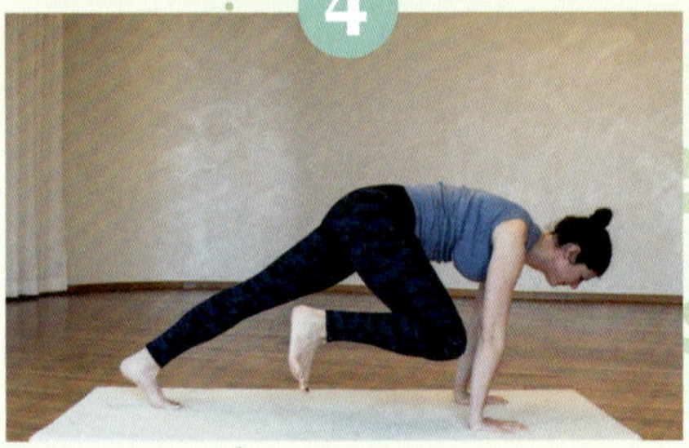

FLOW 3

Beginne im *herabschauenden Hund.* Setzte deinen linken Fuß einen halben Schritt weiter nach vorne und hebe ausatmend das rechte Bein gestreckt nach oben in den *Beinsplit (dreibeiniger Hund)*. Atme ein und beuge hier das rechte Knie, ziehe es mit der Ausatmung nach vorne zum rechten Ellbogen. Atme ein, strecke das rechte Bein zurück in den Beinsplit und senke mit der Ausatmung das rechte Bein zurück zum Boden. Richte dich im *herabschauenden Hund* wieder gut aus, bevor du mit der Übung auf deiner linken Seite beginnst.

Wenn du dich mit der Übung schon sehr sicher fühlst und du genug Kraft hast, kannst du die Übung auch erweitern, indem du dein gebeugtes Knie auch noch einmal diagonal unter dem Körper hindurch zum anderen Ellbogen ziehst und dann wieder streckst.

Genieße den Bewegungsfluss und passe ihn möglichst an deinen Atem an.

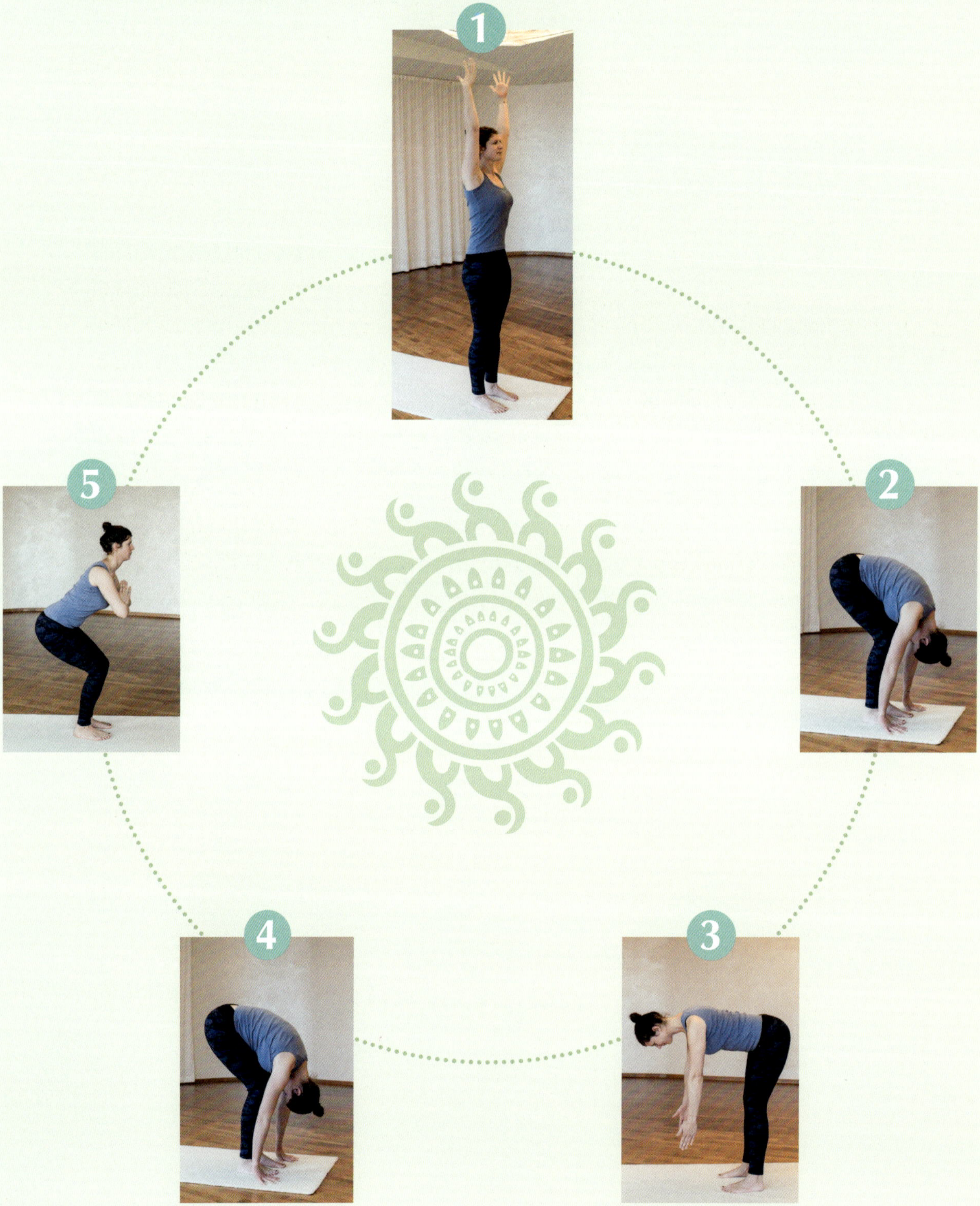
1
2
3
4
5

FLOW 4

Beginne im Stehen in *Tadasana,* die Hände vor deinem Herzen in *Anjali Mudra* zusammengelegt. Strecke dich nun einatmend in den Armen nach oben und bringe Länge in die Wirbelsäule, lasse die Schultern unten. Sinke mit der Ausatmung aus dem Becken heraus mit dem Oberkörper nach vorne in *Uttanasana, die Vorbeuge*. Komme einatmend in eine halbhohe *Tischposition, Ardha Uttanasana*. Hier sind Beine und Arme kraftvoll gestreckt und der Rücken lang, das Steißbein strebt zurück und die Krone des Kopfs strebt nach vorn.

Sinke mit der Ausatmung wieder tief zurück in die *Vorbeuge*. Beuge hier die Beine tief und schiebe dich aus den Beinen heraus mit geradem Rücken zurück nach oben, die Arme heben weit nach oben. Atme dabei tief ein. Ausatmend ziehst du die Hände zurück vor dein Herz in *Anjali Mudra*.

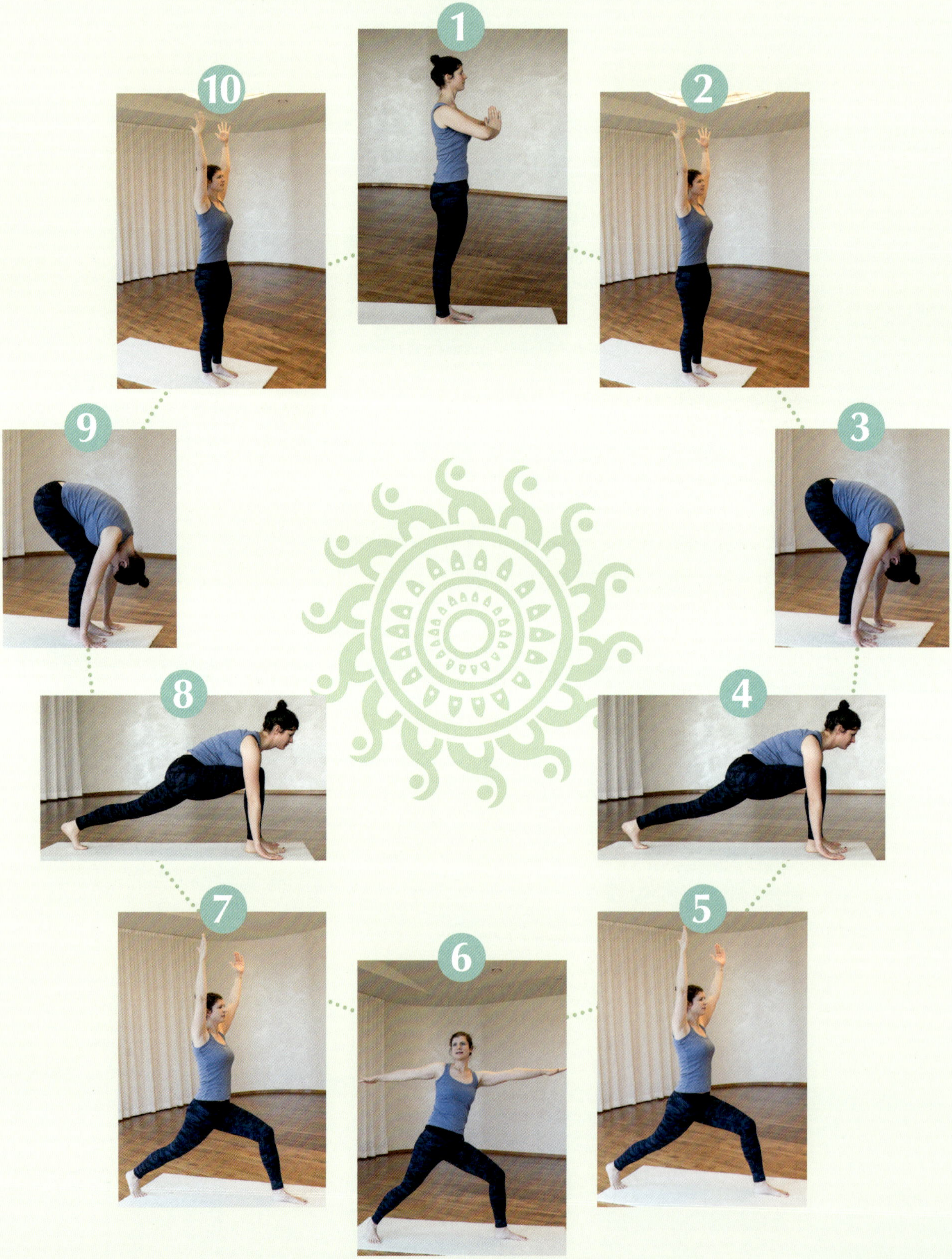
1
2
3
4
5
6
7
8
9
10

FLOW 5

Beginne in *Tadasana*. Achte auf einen festen Stand und die Ausrichtung deiner Füße. Schiebe mit der Einatmung die Arme nach oben und lasse dich ausatmend in die *Vorbeuge* sinken. Beuge dabei gerne deine Beine und nimm die Arme über die Seiten nach unten.

Steige mit deiner nächsten Einatmung mit dem linken Fuß zurück und stelle die Fußspitze dort sicher ab. Das linke Bein streckt hier ganz aktiv und das rechte Bein beugt. Deine Fingerspitzen geben dir hier links und rechts vom rechten Fuß Sicherheit. Achte bitte darauf, dass dein rechtes Bein nicht weiter als bis über dein rechtes Fußgelenk beugt. Baue dir in der Haltung eine feste Erdung in beiden Füßen auf, atme aus.

Mit der nächsten Einatmung löst du deine Fingerspitzen vom Boden und hebst den Oberkörper in eine Aufrichtung, die Arme gehen mit über die Seiten nach oben. Mit der Ausatmung bleiben deine Beine, wie sie sind, und du drehst nur deinen Oberkörper nach rechts, die Arme gehen dabei auf Schulterhöhe. Ziehe die Arme einatmend wieder nach oben und drehe dich zurück nach vorne, mit der Ausatmung drehe dich nach links und nimm die Arme wieder mit auf Schulterhöhe. Drehe dich einatmend zurück und sinke mit der Ausatmung mit Oberkörper und Armen zurück nach unten, stelle deine Hände auf der Matte ab.

Atme hier noch einmal ein, bevor du ausatmend deinen linken Fuß wieder nach vorne holst und in die Vorbeuge sinkst. Beuge dann deine Beine und drücke dich zurück nach oben in den aufrechten Stand, die Arme gehen über die Seiten mit nach oben. Schließe mit der Ausatmung die Hände vor deinem Herzen in *Anjali Mudra*. Beginne dann mit der Übung auf der rechten Seite.

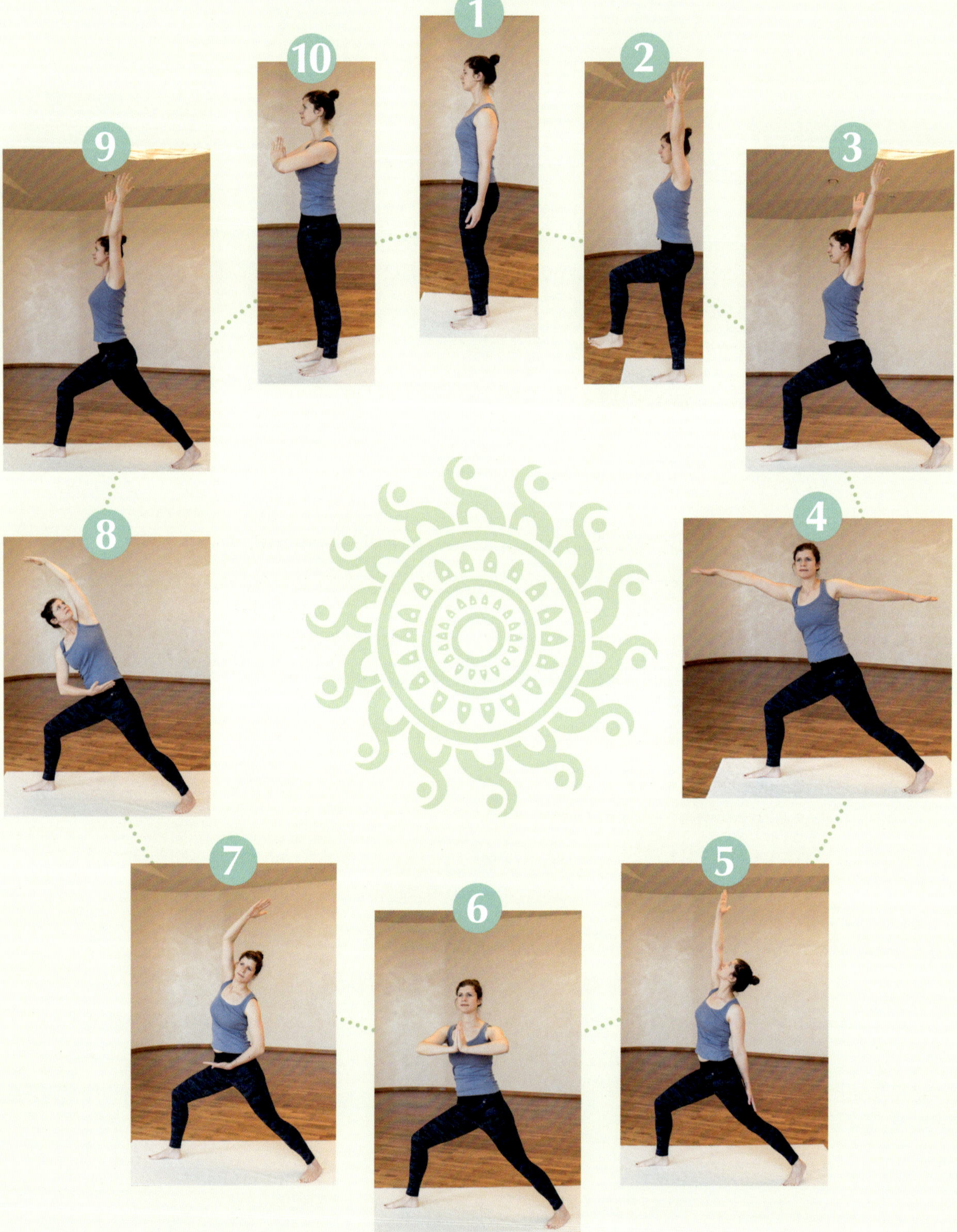
1
2
3
4
5
6
7
8
9
10

FLOW 6

Beginne in *Tadasana*. Ziehe mit der Einatmung dein linkes Knie und beide Arme nach oben. Schiebe mit der Ausatmung das linke Bein nach hinten durch und stelle den linken Fuß dort auf der Matte ab. Beuge das rechte Knie tief. Die Arme bleiben hier nach oben ausgestreckt, die Schultern ziehen tief. Atme noch einmal tief ein und strecke dich in die Länge, bevor du dich mit der Ausatmung auf der linken Fußspitze drehst und den Oberkörper nach links ausrichtest. Deine Arme gehen dabei auf Schulterhöhe und strecken beide kraftvoll in die Seiten.

Ziehe dich nun mit der Einatmung an der linken Hand zurück, lege sie sanft auf deinem linken Bein ab und strecke den rechten Arm himmelwärts. Atme aus und gehe dabei vielleicht etwas tiefer in die Haltung hinein. Achte darauf, dass dein rechtes Knie bis maximal über das Fußgelenk beugt und nicht nach außen oder innen fällt.

Richte dich mit der Einatmung wieder auf und lege deine Hände in *Anjali Mudra* zusammen. Atme aus. Schiebe nun deinen linken Arm nach rechts herüber und ziehe mit der Einatmung den rechten Arm über den Kopf, neige dich dabei so weit über dein linkes Bein, wie es dir möglich ist. Atme aus und kehre zurück zur Mitte, schiebe dann den rechten Arm vor deinem Bauch nach links und hebe einatmend den linken Arm, neige dich dabei über dein rechtes Bein. Atme aus und kehre zurück zur Mitte.

Mit der nächsten Einatmung drehe dich zurück auf deiner linken Fußspitze nach vorne und hebe deine Arme. Hole ausatmend den linken Fuß zurück nach vorne und bringe deine Hände in *Anjali Mudra* vor deinem Herzen zusammen. Beginne mit dem Flow auf deiner rechten Seite.

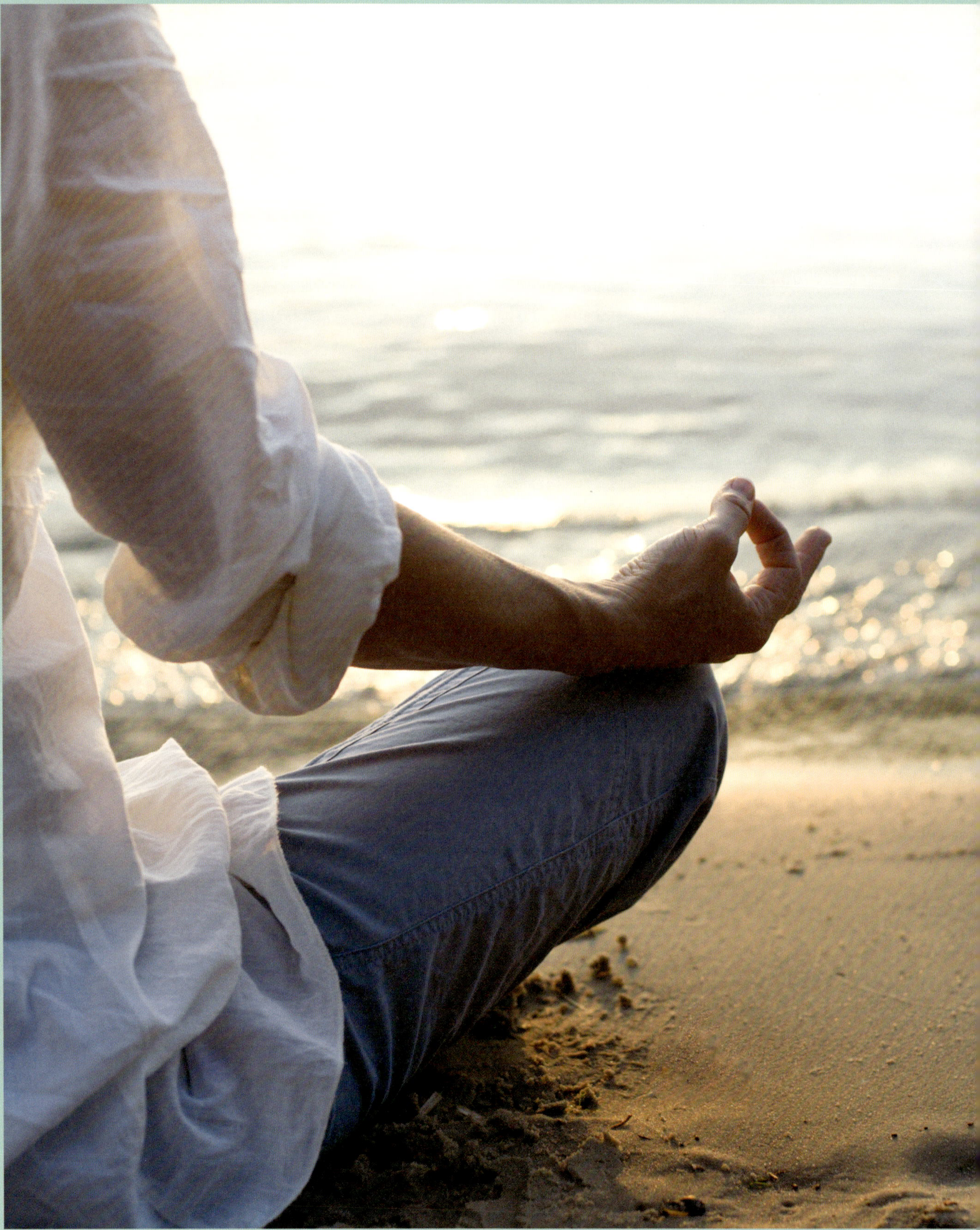

9

Entspannung

Dieses Kapitel ist für mich das Wichtigste in diesem Buch. Alleine das Wort *Entspannung* löst in uns schon ein Wohlgefühl aus. Aber was ist *Entspannung* eigentlich?

Zunächst ist *Entspannung* im körperlichen Sinne das Gegenteil von *Anspannung*. Auf der muskulären Ebene betrachtet: Ein Muskel ist in der Lage, zu kontrahieren, also anzuspannen. Dies geschieht aus einem Reflex heraus oder wenn wir uns ganz bewusst für eine Bewegung oder Haltung entscheiden. Genauso, wie wir unsere Muskeln bewusst anspannen können, sind wir auch in der Lage, sie bewusst zu entspannen. Beides erfordert Übung.

Das Anspannen von Muskeln, um bestimmte Bewegungsabläufe zu erlernen, ist ein Prozess, den dein Kind vom ersten Lebenstag an trainiert. Gehen wir über die alltäglichen Bewegungsabläufe hinaus, trainieren auch wir die Anspannung bestimmter Muskelgruppen.

Genauso wichtig, wie das Training nicht alltäglicher Bewegungsabläufe (also Sport- bzw. Yogaübungen), ist das Training der bewussten Entspannung. Selten kommen wir in unserem Alltag wirklich zur Ruhe. Selbst wenn wir ein Stück Freizeit für uns ergattern können, landen wir nicht selten auf der Couch und beschäftigen uns mit digitalen Medien.

Der Körper ist dann zwar in einem nahezu reglosen Zustand, dafür arbeitet das Gehirn aber auf Hochtouren. Das löst im Körper wiederum dieselben Anspannungsprozesse aus, wie gezieltes Training! Nicht zu vergessen: Die Haltung des Körpers auf der Couch ist selten so, dass alle Muskeln gleichmäßig entspannen können. Häufig geraten wir dort in Schiefhaltungen, die dann zu Verspannungen führen.

Natürlich sollst du trotzdem ab und zu auch einfach auf der Couch liegen und dich mit Dingen beschäftigen, die dich interessieren. Doch hin und wieder findest du vielleicht den richtigen Moment, um dir nachhaltig Ruhe zu geben. Dafür brauchst du weder Urlaub noch ein Wellnesshotel. Es geht viel einfacher!

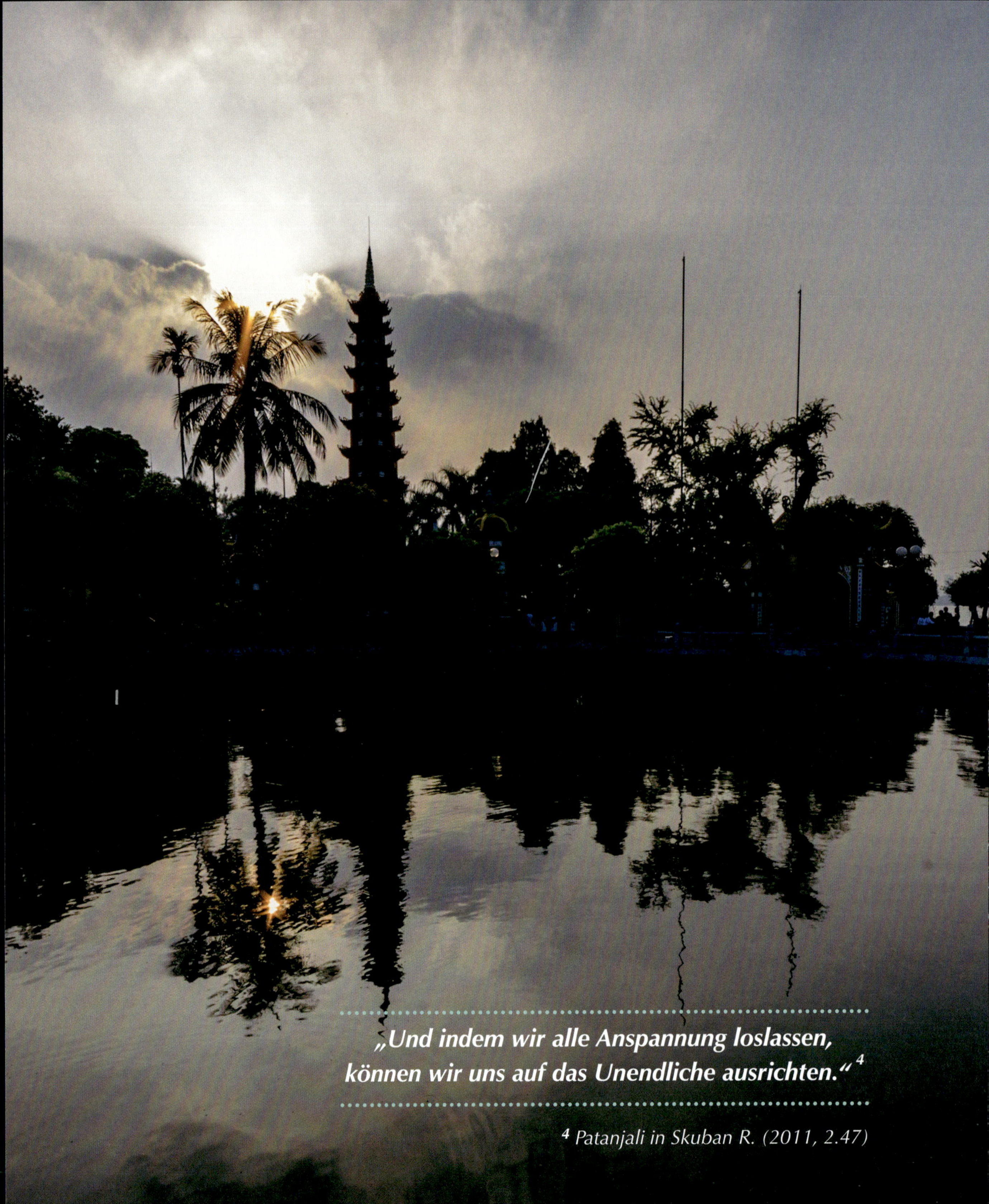

„Und indem wir alle Anspannung loslassen, können wir uns auf das Unendliche ausrichten.“[4]

[4] Patanjali in Skuban R. (2011, 2.47)

Vielleicht hast du schon mal nach dem Sport das Gefühl gehabt, dass du dich irgendwie wacher, leichter und leistungsfähiger fühlst. Das liegt daran, dass bei den meisten Sportarten der Stoffwechsel angeregt wird und die Zellen deines Körpers besser in der Lage sind, Nährstoffe aufzunehmen und zu verarbeiten. Die „Fabrik" arbeitet also einfach effizienter, wenn du dich viel bewegst. Genauso wichtig ist es aber auch, dem Körper Ruhephasen zu gönnen, um diese Effizienz aufrechtzuerhalten und dem Körper die Möglichkeit zur Regeneration zu geben.

Bewusste Entspannung ist genauso erlernbar wie die oben beschriebenen Yogahaltungen.

Ich gebe dir in diesem Kapitel einige Beispiele an die Hand, wie du bewusste Entspannung üben kannst. Nicht jede Form ist für jeden geeignet. Wichtig ist auch hier, dass du dich mit der Übung wohlfühlst und dir liebevolle Aufmerksamkeit schenkst.

Gerade im Alltag mit einem neuen Familienmitglied bleiben die eigenen Bedürfnisse schnell auf der Strecke. Fordere vom Rest der Familie Pausen für dich ein, in denen du dich ganz zurückziehen darfst und wirklich mal nicht erreichbar bist. Das müssen keine Stunden sein, manchmal reichen dafür auch schon 20 Minuten. Suche dir für diese Pausen einen geschützten Raum aus, indem du weder das Telefon oder die Türklingel noch deine Kinder im Nacken hast. Wenn es deiner Familie hilft, könnt ihr das vorher gemeinsam besprechen und vielleicht ein großes „Bitte-nicht-stören"-Schild basteln.

Vielleicht hast du auch Lust, mit deinem Partner gemeinsam zu üben. Leitet euch gegenseitig in der Entspannung oder Meditation an. Das ist ein ganz besonderes Geschenk für beide, denn sich gegenseitig Zeit und ungeteilte Aufmerksamkeit zu schenken, tut beiden Partnern sicherlich gut!

Wichtig ist, dass du an diese Ruhephasen keine Erwartungen hast. Nicht immer kann man dann zur Ruhe kommen, wenn man gerade dürfte. Besonders, wenn du noch keine Erfahrung mit Meditation und Entspannung hast, kann es durchaus sein, dass die Gedanken einfach nicht zur Ruhe kommen wollen. Probiere nach und nach die verschiedenen Möglichkeiten aus und finde heraus, was für dich funktioniert und womit du dich wohlfühlst.

Haltungen für die Entspannung/Meditation

Formen der Entspannung

Der Weg zur Meditation

Meditationsübungen

9.1 Haltungen für die Entspannung/Meditation

Im Grunde kannst du in jeder beliebigen Körperhaltung und sogar in einer Bewegung entspannen oder meditieren. Es geht ja nur darum, die Konzentration von außen nach innen zu lenken.

Ich empfehle dir allerdings eine der beiden Haltungen, die ich im Folgenden beschreibe. Sie werden seit den ersten schriftlichen Lehren im Yoga so unterrichtet. Warum also nicht auf diese uralte Erfahrung zurückgreifen?

AUFRECHTE SITZHALTUNGEN

Da jeder von uns andere körperliche Voraussetzungen mit in den Yoga bringt, gibt es auch für die Entspannung oder Meditation im aufrechten Sitz mehrere Möglichkeiten.

Als *aufrechte Sitzhaltung* bezeichnet man alle Haltungen, in denen dein Becken aufgerichtet ist, die Sitzbeinhöcker einen festen Kontakt zu ihrer Unterlage haben und deine Wirbelsäule sich über dem Becken lang nach oben schwingt.

Dabei ist es unerheblich, wie du deine Beine ausrichtest. Die einfachste Form ist, dich auf eine kleine Sitzerhöhung, also ein dünnes Kissen oder eine gefaltete Decke, zu setzen und die Beine leicht geöffnet vor dir auszustrecken. Du kannst die Beine aber auch zu dir heranziehen und vor deinem Becken kreuzen, wofür es auch wieder mehrere Varianten gibt.

Sinnvoll ist es dann, dass du so weit erhöht sitzt, dass deine Knie ungefähr auf Hüfthöhe nach außen sinken können. Eine weitere Möglichkeit ist der Fersensitz und der geöffnete Fersensitz. Dafür legst du Unterschenkel und Fußspann auf der Matte ab und setzt dich mit dem Po zurück zu den Fersen. Die geöffnete Variante sieht dann so aus, dass du deine Unterschenkel und den Fußspann ungefähr mattenweit öffnest und dich mit dem Po zwischen deine Beine auf die Matte oder ein Kissen setzt.

Wähle in jedem Fall eine Haltung, die du angenehm und entspannt findest und in der du für längere Zeit verharren kannst, ohne dass dir die Füße oder Beine einschlafen. Lenke dann deine Konzentration in die Aufrichtung von Becken und Wirbelsäule und hebe dein Kinn so weit an, dass Nacken und Hals neutral, also „faltenfrei", sind.

SHAVASANA, DIE TOTENSTELLUNG

Die Haltung *Shavasana* ist bei allen Yogaübenden sehr beliebt, weil sie wirklich jeder kann. Komme dazu in Rückenlage auf deine Matte. Achte darauf, dass du ausreichend bekleidet bist und decke dich vielleicht sogar zu, damit dir nicht kalt wird.

Öffne nun deine Beine mindestens hüftweit und lasse deine Füße entspannt nach außen sinken. Wenn deine Knie sich in einer leichten Beugung angenehmer anfühlen, schiebe dir gerne eine gerollte Decke oder ein Kissen unter die Kniekehlen. Lasse dann deine Beine sinken und entspanne die Hüftgelenke. Spüre in dein Kreuzbein hinein und verändere vielleicht noch einmal die Position deines Beckens.

Wandere dann mit deiner Aufmerksamkeit an deiner Wirbelsäule entlang nach oben bis zu den Schultern. Lasse auch diese noch einmal bewusst nach unten zur Matte sinken. Lege deine Arme leicht abgespreizt neben dem Körper auf dem Boden ab und öffne deine Handflächen zum Himmel. Lasse deine Daumen sanft nach außen sinken und entspanne auch die Handinnenflächen.

Bringe Länge in deinen Nacken und finde eine bequeme Position für deinen Hinterkopf. Schließe deine Augen und lasse deine Augenlider und auch deine Lippen sanft geschlossen aufeinanderliegen. Löse deine Kiefer voneinander. Lass auch deine Zunge entspannt am Grund des Mundes liegen. Entspanne deine Stirn, deine Wangen und dein Kinn.

„Die Meditationshaltung sollte stabil und angenehm sein. Und indem wir alle Anspannung loslassen, können wir uns auf das Unendliche ausrichten." [5]

[5] *Patanjali in Skuban, R. (2011, 2.46 und 2.47)*

9.2 Formen der Entspannung

Grundsätzlich gibt es zwei Formen der Entspannung: die *rein körperliche Entspannung*, zum Beispiel das *autogene Training* oder die *progressive Muskelentspannung* (PMR), bei denen man sich nur auf den eigenen Körper konzentriert, und die drei Entspannungsmethoden des Yoga: *Prathyahara* (Zurückziehen der Sinne), *Dharana* (Konzentration) und *Dhyana* (Meditation), die aufeinander aufbauen und bei denen es auch um Visualisierungen und das Erzeugen von Achtsamkeit und um wache Aufmerksamkeit geht.

Hast du noch gar keine Erfahrung mit Entspannung, beginne gerne zunächst mit der PMR, die jeder sehr schnell und leicht erlernen kann.

DIE PROGRESSIVE MUSKELENTSPANNUNG (PMR)

Komme zunächst in die Haltung Shavasana, wie ich sie dir oben beschrieben habe.

Lenke deine Aufmerksamkeit nun in deine Arme und Hände. Hebe sie leicht vom Boden ab und balle deine Hände zu Fäusten. Schiebe deine Schultern aktiv nach unten und nimm die Spannung in deinen Händen, Armen und Schultern bewusst wahr. Halte diese Spannung für mindestens fünf Atemzüge. Lasse dann ausatmend alle Anspannung los und spüre, wie sich eine angenehme Wärme und Entspannung in deinen Händen, Armen und Schultern ausbreitet.

Lenke deine Aufmerksamkeit in deinen Nacken und den Hinterkopf. Ziehe dein Kinn in Richtung deines Brustbeins und presse den Hinterkopf in die Matte. Halte auch hier die Spannung im Nacken für fünf Atemzüge und spüre dabei die Enge in deiner Kehle. Mit einer Ausatmung löst du die Anspannung auf. Nimm die Entspannung im Nacken und Hinterkopf deutlich wahr.

Komme mit deiner Aufmerksamkeit zu deinem Gesicht. Ziehe alle Gesichtsmuskeln kräftig zur Mitte und presse deine Kiefer aufeinander.

Löse die Anspannung nach fünf Atemzügen auf und nimm die Entspannung wahr. Lenke deine Aufmerksamkeit in deinen Brustkorb. Atme tief ein. Schiebe dabei deine Schulterblätter aufeinander zu und dein Brustbein nach oben. Bleibe für fünf Atemzüge in der Anspannung und löse sie dann ausatmend auf, lasse deine Schultern tief in die Matte sinken und spüre der Entspannung in deiner Brust nach.

Atme nun einmal tief in den Bauch ein, sodass deine Bauchdecke sich hebt. Ziehe dann mit der Ausatmung deinen Bauchnabel nach innen in Richtung Wirbelsäule und schiebe den unteren Rücken in deine Matte. Halte die

Anspannung in Bauch und Rücken für fünf Atemzüge und löse sie dann auf. Atme entspannt weiter und spüre einen Moment dem natürlichen Atemfluss nach.

Lenke deine Aufmerksamkeit nun auf dein rechtes Bein. Ziehe deine Fußspitze zu dir heran und hebe das Bein leicht vom Boden an. Schiebe die Ferse von dir weg und nimm fünf tiefe Atemzüge in der Anspannung. Löse sie dann auf und spüre die Entspannung in deinem rechten Bein und in deinem rechten Fuß.

Komme dann zu deinem linken Bein. Ziehe auch hier die Fußspitze zu dir heran und schiebe die Ferse tief in den Boden. Hebe das linke Bein leicht vom Boden an. Halte die Spannung im linken Bein für fünf Atemzüge und lege das Bein dann ausatmend ab. Spüre die Entspannung in deinem linken Bein.

Ziehe nun beide Fußspitzen kräftig zu dir heran, bringe Spannung in deine gesamte Körperrückseite und hebe dein Becken leicht vom Boden an. Spanne dich wie ein Bogen an und halte die Spannung, wenn möglich, für fünf Atemzüge. Löse dann die Spannung auf und lege dich entspannt zurück auf der Matte ab. Spüre die Entspannung in deinem gesamten Körper.

Spüre, wie sich die Entspannung in deinem Körper ausdehnt und du immer tiefer in deine Matte sinkst. Spüre die Schwere und die Wärme, die deinen Körper durchströmt. Genieße diese aufmerksame Ruhe deines Körpers.

Stelle dich darauf ein, die Übung wieder zu verlassen. Lasse zunächst deinen Atem tiefer werden und bringe dann Bewegung zurück in deine Hände und Füße. Spiele mit den Fingern und Zehen. Drehe deine Hand- und Fußgelenke ein und aus. Wenn du magst, strecke und räkele dich, so wie es dir jetzt guttut. Setzte dich zunächst über deine rechte Körperseite auf und nimm noch ein paar ruhige Atemzüge im Sitzen, bevor du wieder aufstehst.

9.3 Der Weg zur Meditation

Meditation klingt zunächst immer sehr kompliziert. Letztendlich richtest du dich aber nur ganz und gar auf etwas aus und verharrst so in tiefer Konzentration und Stille. Du kannst es dir ungefähr so vorstellen, wie ein Kind, das vollkommen versunken mit seinen Legosteinen spielt und um sich herum einfach nichts mehr wahrnimmt. Meditation ist also eine vollkommen natürliche Sache, die Kinder häufig von sich aus tun.

Um die Meditation zu erlernen, ist es von Vorteil, sich zunächst mit deren Vorstufen zu beschäftigen: Pratyahara und Dharana.

Pratyahara bedeutet die Sinne zurückziehen. Unsere Augen zu schließen, fällt uns meistens leicht. Doch lassen wir uns allzu leicht von unseren anderen Sinnen ablenken. Geräusche, die von außen an unsere Ohren dringen, Wärme oder Kälte oder auch Zug auf der Haut, Gerüche, die in uns Erinnerungen wachrufen … All diese Sinneserfahrungen zurückzuziehen, ist der erste Schritt zur Konzentration, also Dharana.

Die Konzentration kann sich auf verschiedene Dinge richten. Zunächst ist es am einfachsten, sich auf den eigenen Atem oder eigene Körperbereiche zu konzentrieren. Es ist aber auch möglich, seine Konzentration auf Musik, zum Beispiel ein Mantra oder eine Melodie, oder auch eine Bewegungsabfolge, also einen Flow, zu richten.

Dhyana, die Meditation, ist die Beobachtung der Gedanken oder des Atems und darüber hinaus das Zur-Ruhe-Bringen der eigenen Gedanken. Dies erfordert einige Übung. Löse dich zunächst von allem Leistungsanspruch an dich selbst. Jede Form von Entspannung wird hilfreich für dich sein. Für die Meditation brauchst du Erfahrung und Hingabe.

Ich gebe dir auf den nächsten Seiten einige Anregungen für Meditationen. Lese sie dir zunächst aufmerksam durch und entscheide dich dann dafür, ob du eine davon für dich umsetzen kannst. Vielleicht findest du eine Person, die dir den Text vorliest, während du das erste Mal übst. Das erleichtert den Einstieg.

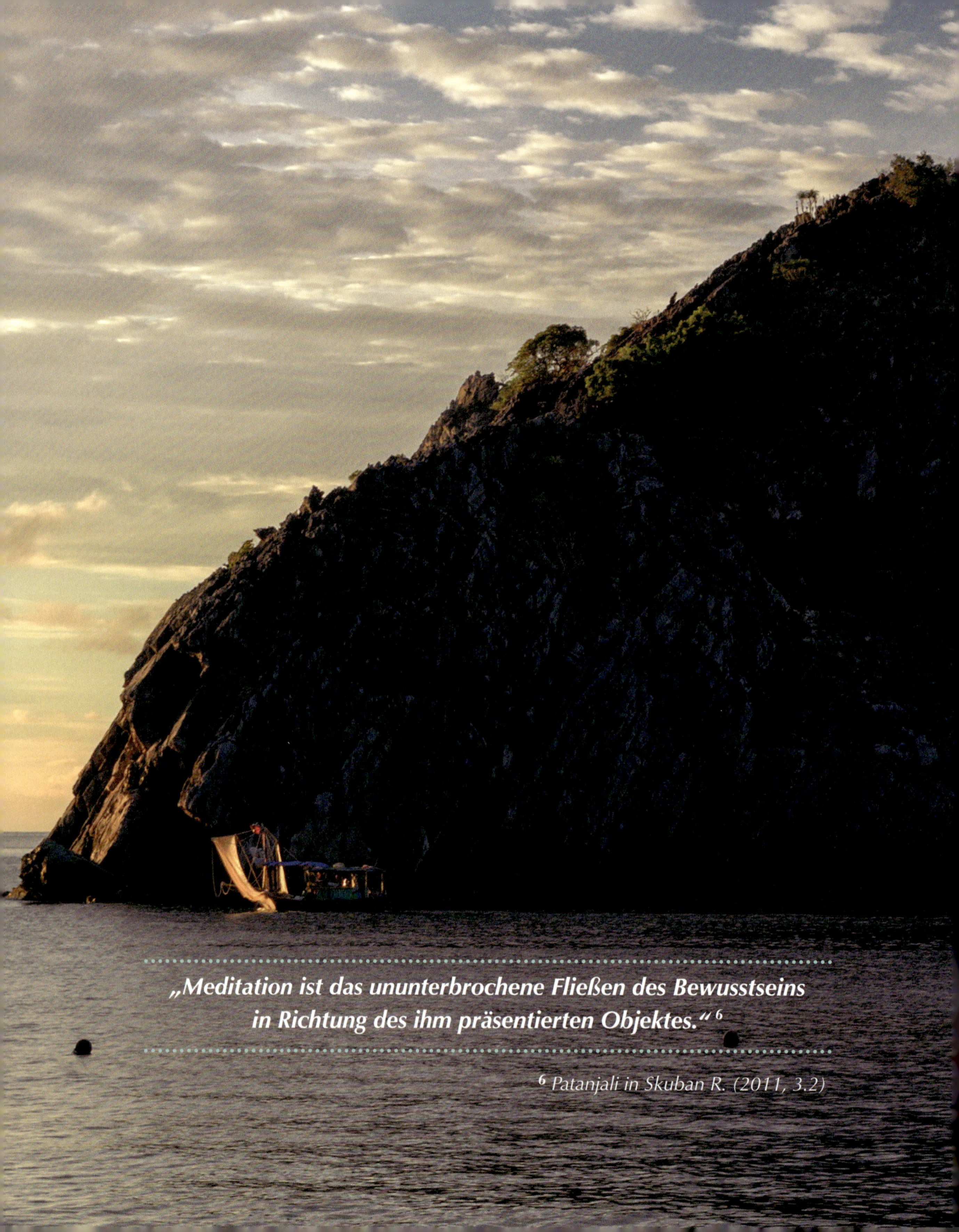

„Meditation ist das ununterbrochene Fließen des Bewusstseins in Richtung des ihm präsentierten Objektes.“ [6]

[6] Patanjali in Skuban R. (2011, 3.2)

Wähle eine der beiden oben beschriebenen Haltungen für deine Meditation aus. Shavasana bietet dir den Vorteil, dass dein Körper während der Meditation vollständig entspannen kann. Leider kann es allerdings auch passieren, dass du dabei in den Schlaf gleitest.

Natürlich ist auch Schlaf Entspannung, jedoch soll in der Meditation geübt werden, die Konzentration aufrechtzuerhalten. Die aufrechte Sitzposition bietet dir die Möglichkeit, die Konzentration hochzuhalten und die Gedanken in deinem Kopf leichter zur Ruhe zu bringen. Allerdings kann es vorkommen, dass dir die Beine einschlafen oder der untere Rücken zu schmerzen beginnt, wenn du im aufrechten Sitzen noch nicht so geübt bist. Probiere einfach aus, was sich für dich gut und richtig anfühlt.

9.4 Meditationsübungen

Die Meditationsübungen orientieren sich an unseren Energiezentren, den *Chakren*, wie ich sie in Kapitel 1 beschrieben habe. Dabei wird von unten nach oben aufsteigend geübt. Du kannst aber auch problemlos eine Meditation auswählen, die dich jetzt gerade am meisten anspricht. Häufig wählt man intuitiv die Übung aus, die der Körper gerade am nötigsten braucht, um sich auszugleichen. Vertraue dabei auf dein Bauchgefühl.

Die Bilder zu den einzelnen Themen können dir dabei helfen, dich zu konzentrieren und dir einen optischen Impuls geben, bevor du deine Augen zur Meditation schließt.

Wähle also ein Thema für dich aus und schaue dir dann einen Moment lang das Bild genau an, bevor du mit der Meditation beginnst.

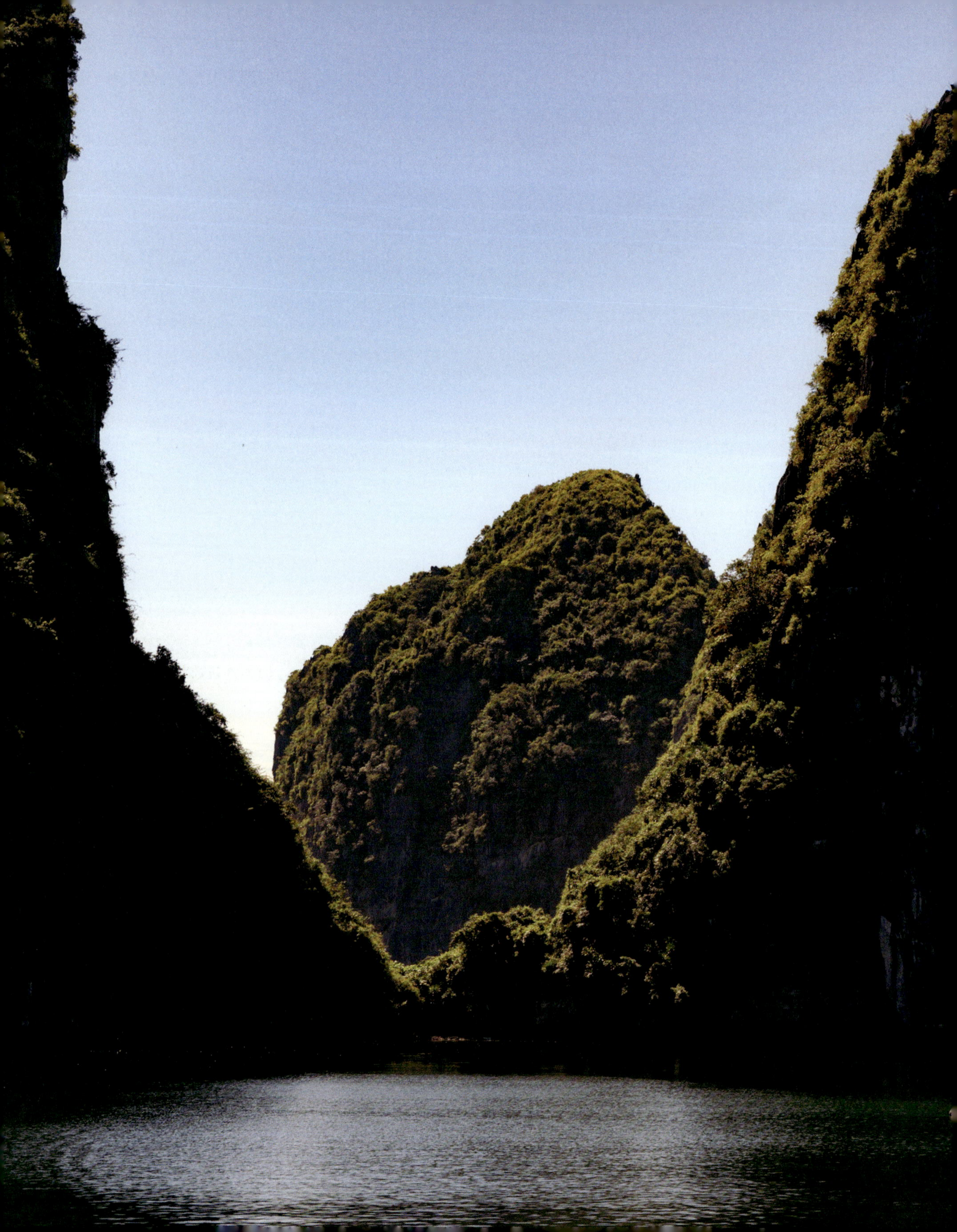

MEDITATION 1:

DER FELS

Muladhara

Komme in die Meditationshaltung deiner Wahl.

Lasse deine Augen sanft zugehen. Richte damit deine Aufmerksamkeit nach innen. Lasse deine Gedanken mehr und mehr zur Ruhe kommen.

Spüre, wie dein Körper sich mit dem Boden verbindet.

Spüre deinen Atem, wie er ganz natürlich in dich einströmt und wieder ausströmt.

Stelle dir nun vor, du bist draußen in der Natur. Vor dir liegt ein Felsen. Er ist ganz still und unbewegt. Fest mit dem Untergrund verbunden. Blätter fallen auf ihn herab. Ein Sturm tost um ihn herum. Regen prasselt auf ihn nieder. Die Sonne scheint hell und warm auf ihn herab. Er wird von Schnee zugedeckt und taut nach einiger Zeit wieder frei. Tiere kommen und gehen, manche klettern über den Felsen hinüber. Vollkommen unbewegt von allem Äußeren liegt der Felsen fest mit der Erde verbunden. Stelle dir vor, du bist dieser Felsen. Vollkommen unbewegt und fest mit der Erde verbunden. Du darfst dich sicher und geborgen fühlen, was immer auch passiert. Die Erde wird dich tragen.

Lenke dein Bewusstsein nun langsam zurück auf deinen Atem. Bringe sanft Bewegung zurück in deinen Körper, indem du zunächst deine Fingerkuppen aneinanderreibst. Bewege deine Zehen, deine Hand- und Fußgelenke. Wenn du magst, strecke dich noch einmal lang aus und atme dabei tief ein. Verweile noch einen Moment im aufrechten Sitz, bevor du deine Meditation beendest.

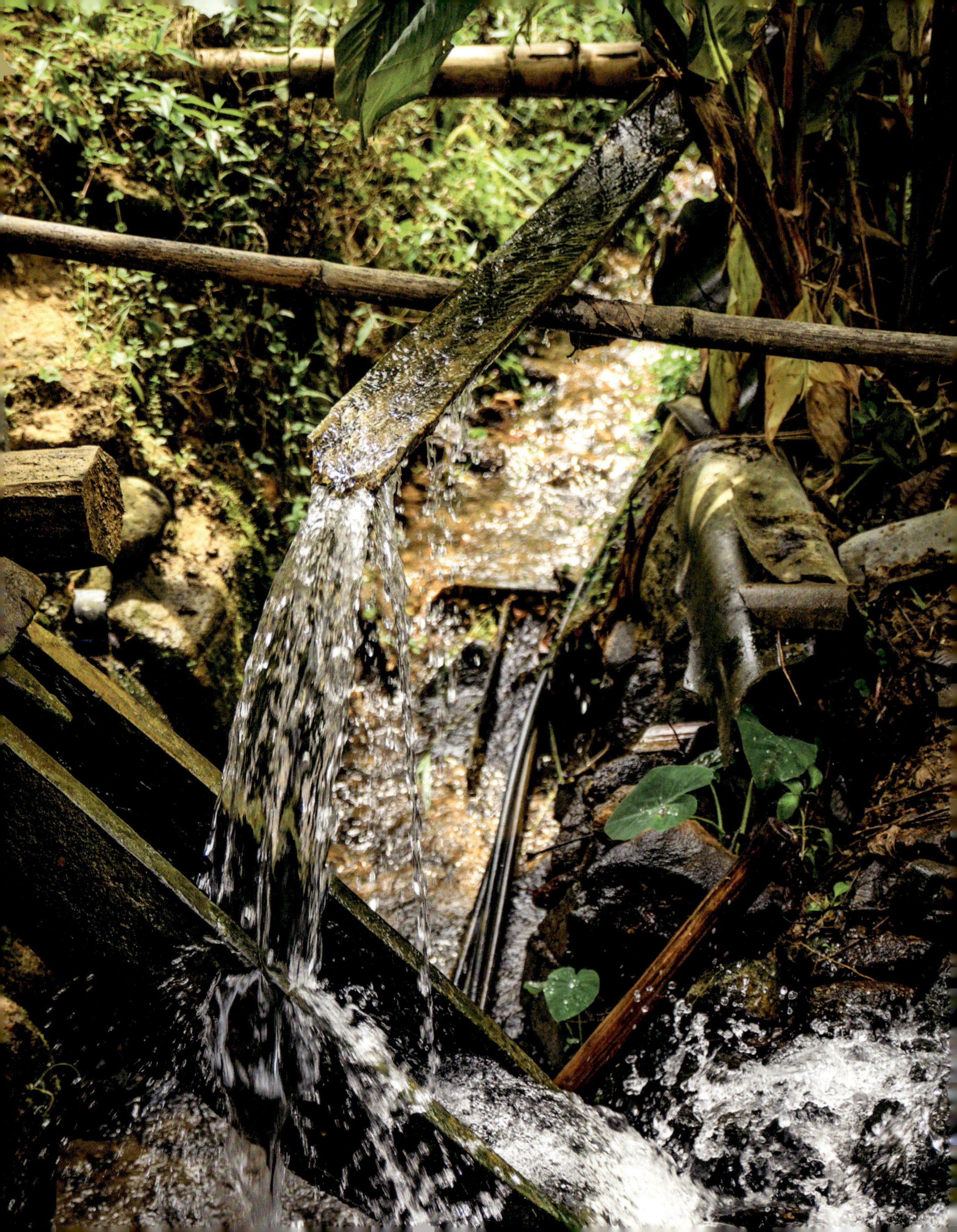

MEDITATION 2:

DAS WASSER

Svadhishthana

Komme in die Meditationshaltung deiner Wahl. Richte dich hier bequem ein. Spüre deinen Körper und die Verbindung mit dem Boden unter dir. Schärfe deine Sinne und nimm alles um dich herum genau wahr: das Licht, die Geräusche, den Duft, das Gefühl in deinen Händen und Füßen, die Gedanken, die noch in deinem Kopf sind. Ziehe nun Stück für Stück deine Sinne zurück und lenke deine Aufmerksamkeit nach innen. Nimm deinen Atem wahr. Konzentriere dich auf seinen sanften, natürlichen Rhythmus. Spüre, wie er fließt.

Stelle dir nun vor, du bist in der Natur. Du siehst einen Fluss. Schau, wie er sich sanft durch die Landschaft schlängelt. Durch Wiesen und Sand, über Steine und Felsen, wie er Stromschnellen, Strudel und Wasserfälle bildet. Spüre die Bewegungen des Wassers. Fließe mit dem Wasser. Erreiche mit dem Fluss das Meer und spüre die Verbindung mit der Kraft der Wellen. Dehne dich aus. Du bist das Wasser, die Quelle des Lebens und Lebensraum für so viele Lebewesen! Nimm die Schwerelosigkeit und die Energie des Wassers in dir auf.

Mache dir nun langsam das Fließen deines Atems wieder bewusst. Bringe dein Bewusstsein zurück in deinen Körper und beginne, deine Hände und Füße sanft zu bewegen. Strecke dich gerne noch einmal lang aus. Verweile dann für einige Atemzüge in einer aufrechten Sitzhaltung, bevor du die Augen wieder öffnest und deine Meditation beendest.

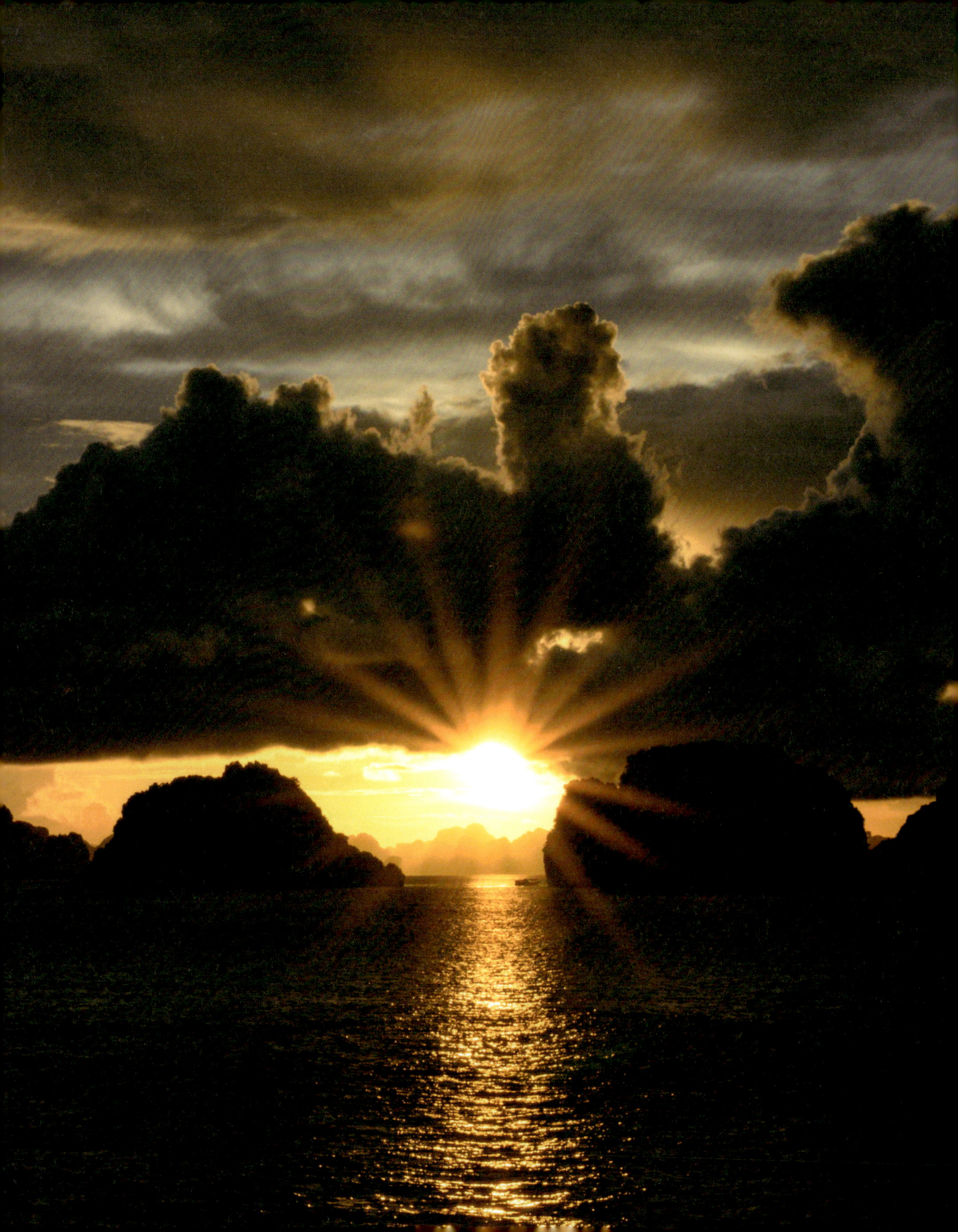

MEDITATION 3:

DIE SONNE

Manipura

Begib dich in eine entspannte Haltung für deine Meditation. Richte dich so ein, dass du deinen Körper vollkommen entspannen kannst und dich nichts mehr ablenkt. Entspanne deine Beine und Füße, dein Becken und den Bauch. Entspanne deinen Rücken, die Schultern und Arme, lasse auch die Hände sinken. Entspanne deinen Nacken, die Stirn und die Wangen, löse deine Kiefer voneinander. Deine Augenlider und Lippen liegen sanft geschlossen aufeinander. Richte deine Konzentration zunächst auf dein Becken und die Länge deiner Wirbelsäule. Spüre in dich hinein. Lasse deinen Atem ein- und ausfließen und spüre ihm nach.

Richte deine Aufmerksamkeit nun auf deine Körpermitte, rund um deinen Bauchnabel. Lasse deinen Atem dorthin fließen. Stelle dir eine Sonne vor, die warm ihre Strahlen ausbreitet. Genau hier in deiner Körpermitte beginnt sie zu strahlen und schickt Wärme und Energie durch deinen Körper. Immer mehr durchdringt sie die Zellen deines Körpers, bis sie nach außen dringt und dich ein strahlender Körper aus Licht und Wärme umgibt. Lasse deine Sonne immer heller strahlen und schicke die Energie in den Raum um dich herum.

Ziehe deine Energie und das Strahlen nun Stück für Stück wieder in dich zurück. Bündele deine Sonne wieder in ihrem Ursprung in deiner Körpermitte. Lenke deine Aufmerksamkeit wieder zurück zu deinem Atem. Genieße noch einige tiefe und bewusste Atemzüge, bevor du Bewegung zurück in deinen Körper bringst. Strecke dich gerne noch einmal aus, bevor du in einem aufrechten Sitz deine Meditation langsam und bewusst beendest.

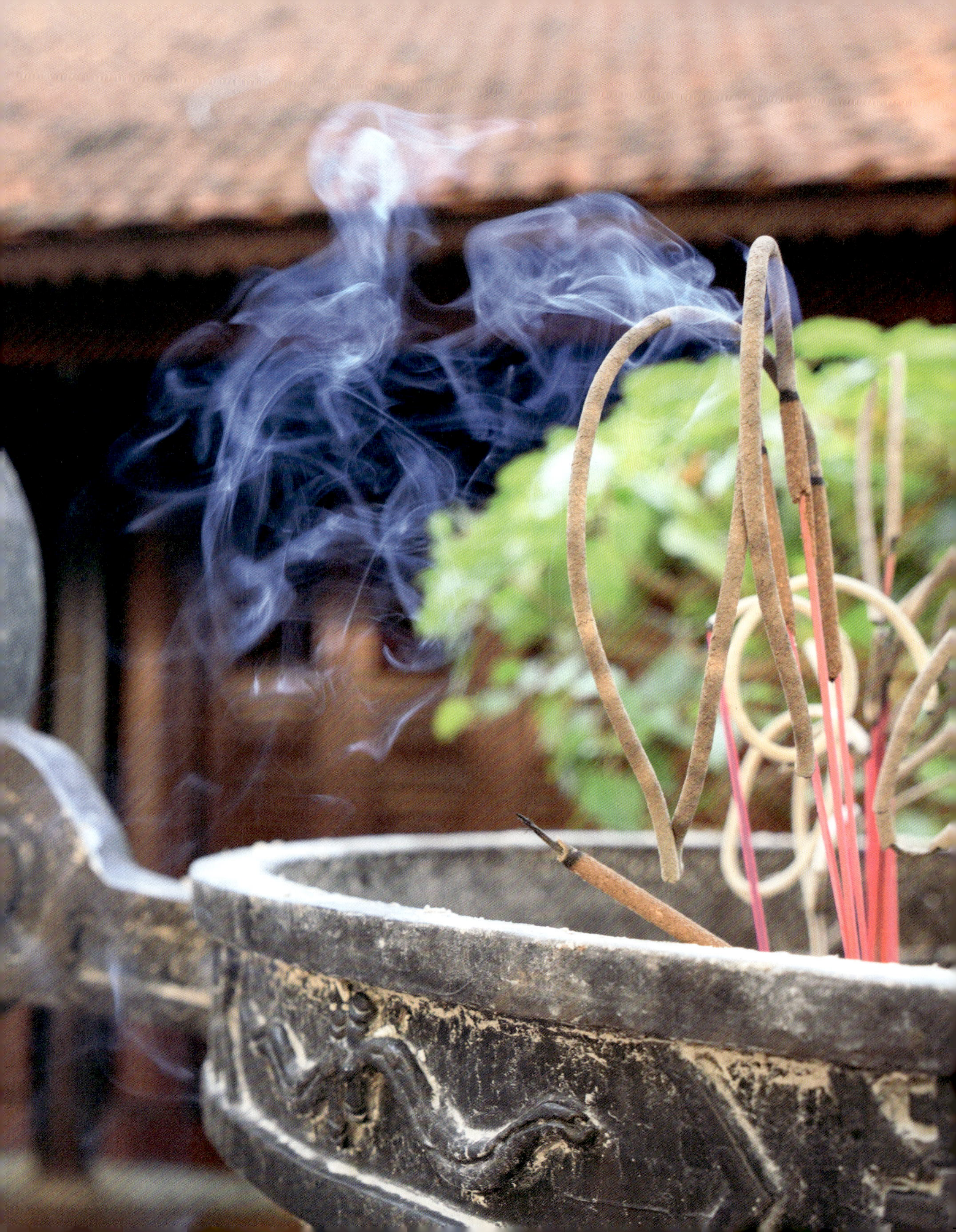

MEDITATION 4:

DIE LUFT

Anahata

Richte dich auf deiner Matte in deiner Meditationshaltung bequem ein. Löse dich von aller Anspannung und bringe Ruhe in deinen Körper. Entspanne deinen gesamten Körper, auch deine Hände und Füße. Löse deine Kiefer voneinander und lasse deine Zunge locker im Mund liegen. Löse dich nach und nach von allen Gedanken und bringe so auch Ruhe in deinen Geist. Atme durch deine Nase ein und aus. Lenke all deine Aufmerksamkeit auf deinen Atem.

Spüre, wie dein Atem deinen Brustkorb dehnt und weitet und so Platz in deinem Herzraum schafft. Spüre dein Herz schlagen. Hier liegt dein Zentrum für Intuition, Mitgefühl, Liebe und Herzensgüte. Verbinde deinen Atem mit diesen Gefühlen in dir und schicke sie so mit deinem Atem durch deinen ganzen Körper. Mit jedem Atemzug füllst du die Luft an mit deiner Herzensgüte.

Mit deiner Ausatmung verteilst du sie überall. Dehne sie aus und fülle die Luft um dich herum mit deiner Liebe. Lasse sie wie den sanften Wind um dich herumwehen und sich ausbreiten, immer weiter, bis sie deine Welt ganz umspannt. Werde immer mehr eins mit diesem Wind, bis du selbst, körperlos, als reine Liebe den Erdball umspannst.

Ziehe dich nun langsam wieder in deinen Körper zurück. Lenke deine Aufmerksamkeit zurück auf deinen Atem und in deinen Herzraum. Spüre, wie du nach und nach wieder in deinem Körper ankommst. Bewege langsam deine Finger, öffne und schließe deine Hände. Bringe Bewegung in deine Füße und Beine und strecke dich gerne noch einmal lang aus. Komme in eine aufrechte Sitzposition und lege deine Hände aneinander und vor dein Herz in Anjali Mudra. Wenn du magst, sprich einmal leise für dich die Worte:

„Om Namah Shivaya“ = Ehrerbietung an das allumfassende Liebende und Göttliche.

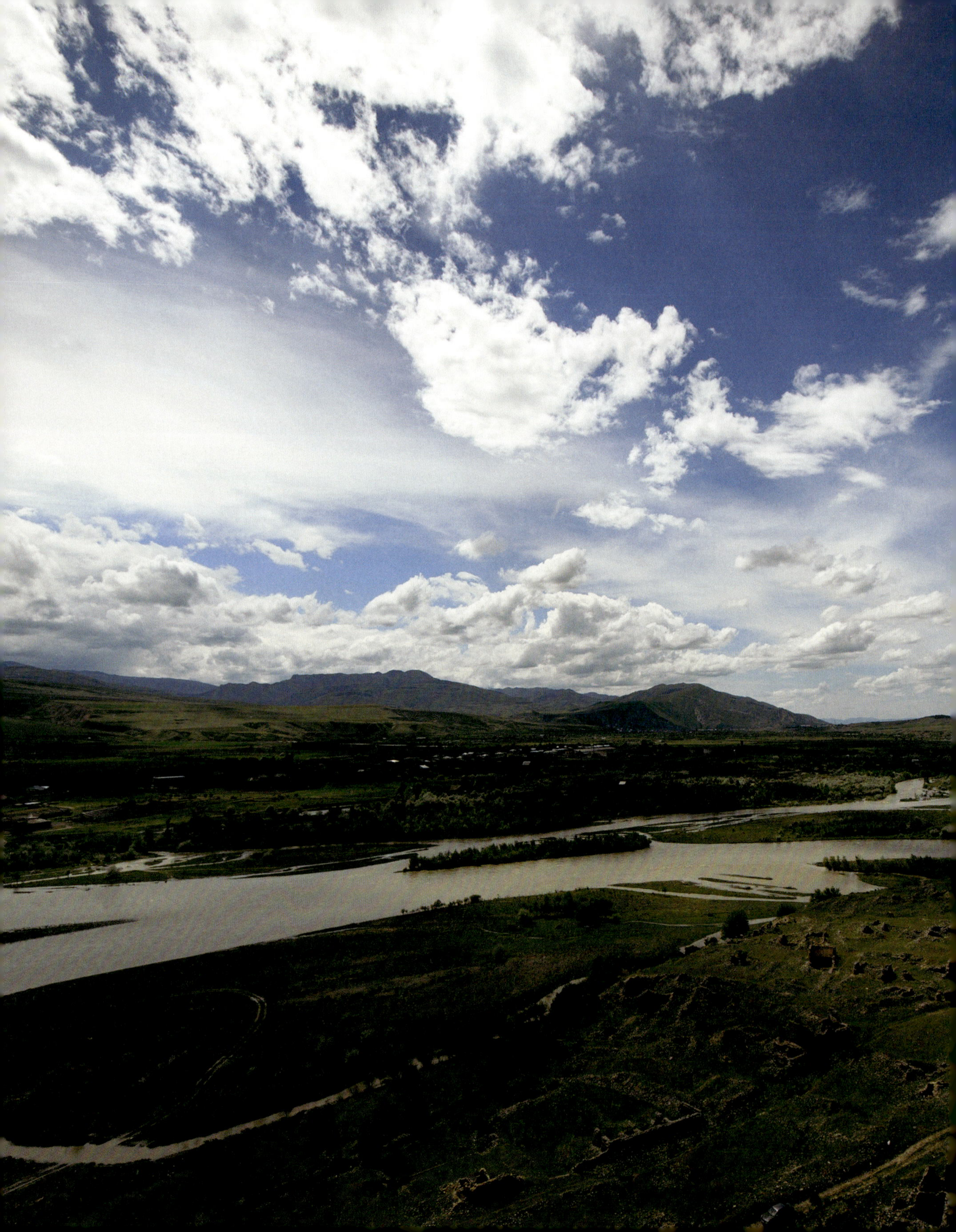

MEDITATION 5:

DER RAUM

Vishuddha

Komme in deine Meditationshaltung und richte dich hier bequem ein. Löse nach und nach alle Anspannung aus deinem Körper. Mache dir deine Haltung ganz bewusst. Löse deine Kiefer voneinander und lasse deine Lippen locker geschlossen aufeinander ruhen. Lasse deine Zunge ganz entspannt im Mundraum liegen. Richte deine Aufmerksamkeit auf deinen Hals und Nacken. Strecke dich hier noch einmal in die Länge, um ein Gefühl von Weite zu schaffen und lasse deinen Atem ruhig und gleichmäßig durch deine oberen Atemwege fließen. Spüre deinem Atem nach. Richte deine Aufmerksamkeit auf den Raum, der dich umgibt. Spüre dich selbst in diesem Raum. Dehne dich mit jedem Atemzug aus. Lasse dieses Gefühl von Weite in deinen Atemwegen immer größer werden und vertiefe so deinen Atem. Stelle dir vor, du nimmst mit deiner Einatmung den Raum um dich herum in dir auf. Halte deine Aufmerksamkeit ganz bei dir und höre deiner inneren Stimme intensiv zu. Löse dich dabei von den Gedanken, die durch deinen Kopf schießen. Lenke alle Sinne nach innen. Konzentriere dich ganz auf deinen Atem, der an deinem Kehlkopf vorbei durch deinen Hals strömt. Dein Atem ist die Verbindung von innen und außen. Durch deinen Atem nimmst du das Außen in dir auf und gibst dein Innen wieder in den Raum ab. Genieße diese reine, klare Verbindung für einige tiefe, bewusste Atemzüge.Kehre langsam zurück auf die Erde, komme zurück in diesen Raum. Mache dir nach und nach deinen Körper und deinen Atem wieder bewusst. Halte deine Sinne noch ganz bei dir, während du langsam Bewegung zurück in deine Finger und Zehen gibst. Bewege sanft deine Hand- und Fußgelenke. Bleibe zum Abschluss für einige Atemzüge in einer aufrechten Sitzhaltung, lege hier gerne deine Hände gefaltet vor deinen Kehlkopf. Mögen liebevolle Worte aus dir heraussprudeln! Wenn dir danach ist, dann töne an dieser Stelle ein dreimaliges OM.

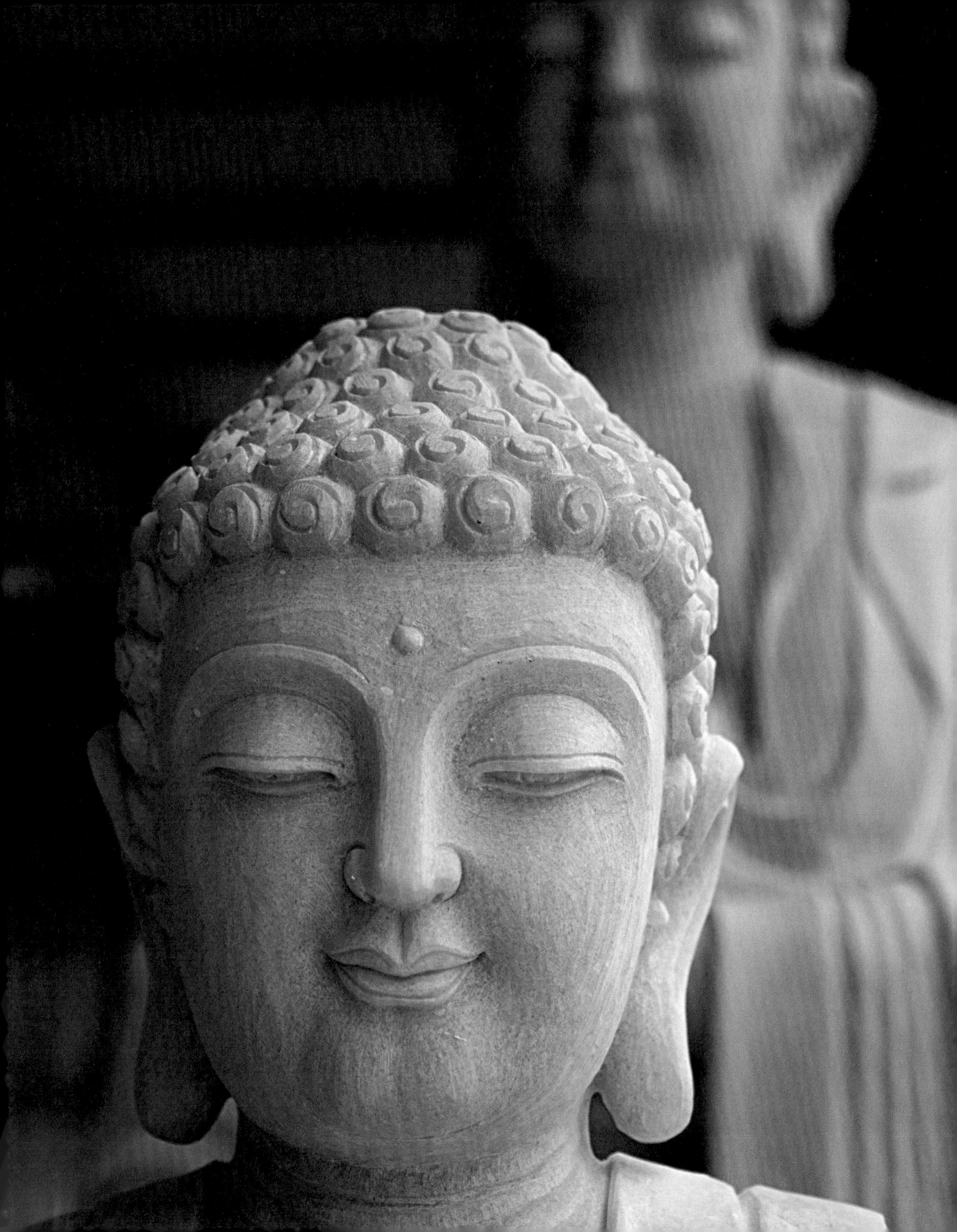

MEDITATION 6:

DAS DRITTE AUGE

Ajna

Begib dich für diese Meditation möglichst in einen aufrechten Sitz. Nimm dir gerne eine Sitzerhöhung, um bequem aufrecht sitzen zu können. Hier ist es hilfreich, wenn du ein schönes Objekt vor dir hast, wie eine Kerze oder ein Mandala, auf das du dich zunächst mit den Augen konzentrieren kannst. Richte dich in deiner Sitzhaltung bequem ein.

Richte deine Wirbelsäule lang auf und lasse deinen Scheitelpunkt nach oben streben. Schaue auf das Objekt vor dir und lenke all deine Konzentration darauf. Wenn du spürst, dass deine Konzentration gebündelt ist und dein Geist ruhig wird, lasse deine Augen sanft zugehen. Dein Atem fließt ruhig und natürlich.

Richte deine Konzentration nun auf den Punkt etwas oberhalb zwischen deinen Augenbrauen. Hier liegt dein *drittes Auge*, das dir die Fähigkeit verleiht, nach innen zu schauen. Hier kannst du deiner Intuition begegnen. Schaue in dich hinein und nimm dein wahres Wesen wahr. Nimm wahr, wer du unterhalb der Oberfläche bist, was dich ausmacht, ganz ohne alle Einflüsse von außen.

Löse die intensive Konzentration dann langsam auf und komme mehr und mehr zurück ins Außen. Halte deine Augen noch geschlossen und lege nun deine Handflächen aneinander. Lege deine Hände vor deine Stirn und verneige dich hier noch einmal, wenn du magst. Mögen deine Gedanken friedlich und voller Liebe und Hingabe sein!

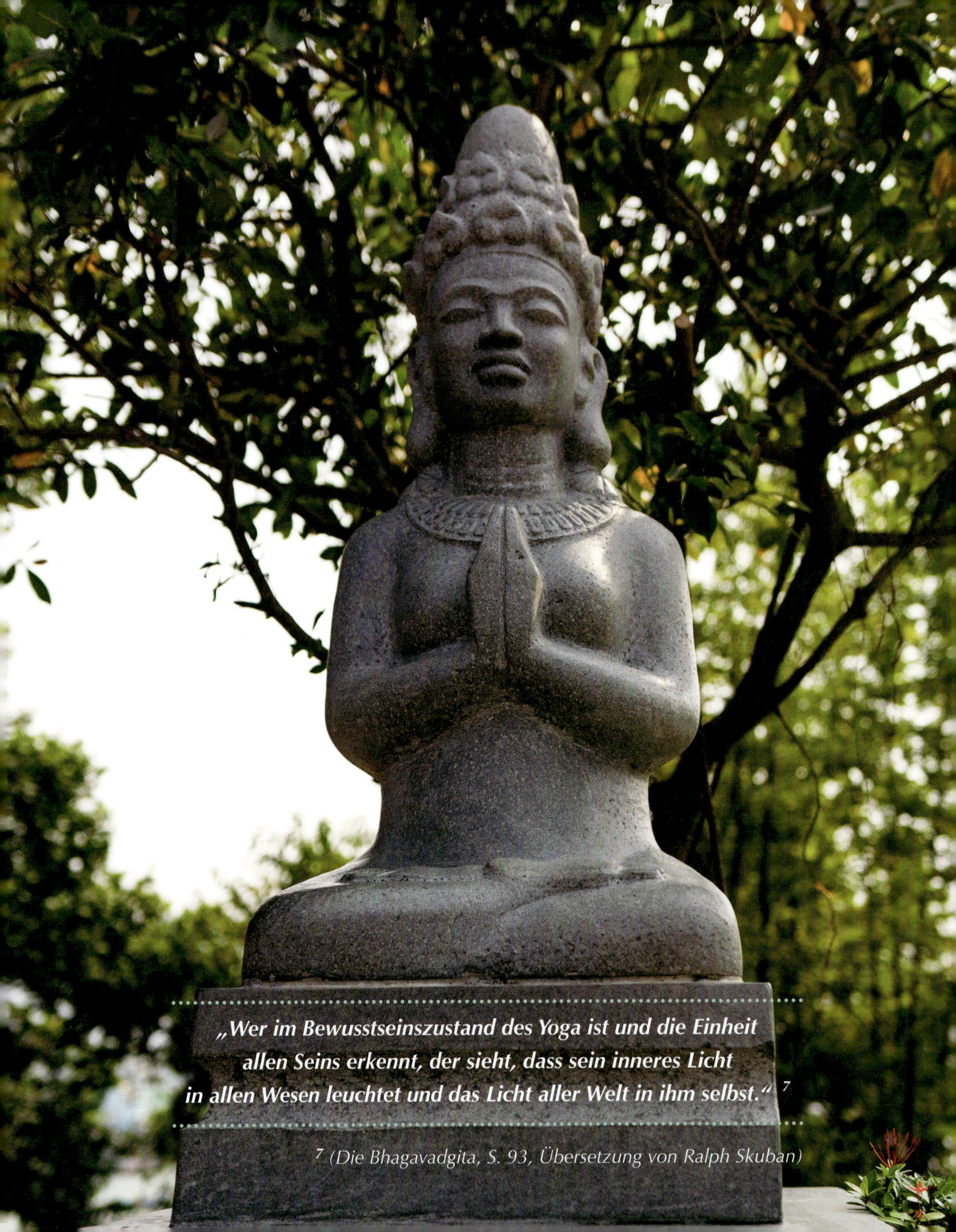

„Wer im Bewusstseinszustand des Yoga ist und die Einheit allen Seins erkennt, der sieht, dass sein inneres Licht in allen Wesen leuchtet und das Licht aller Welt in ihm selbst.“ [7]

[7] (Die Bhagavadgita, S. 93, Übersetzung von Ralph Skuban)

MEDITATION 7:

DIE KRONE

Sahasrara

Auch für diese Meditation möchte ich dir empfehlen, in einen aufrechten Sitz zu kommen. Richte dich auf einer Sitzerhöhung bequem ein und achte auf eine feste Verbindung deines Beckens mit deiner Unterlage. Nimm diese Verbindung deutlich wahr und wachse daraus nach oben. Schiebe deine Wirbelsäule in die Länge und deinen Scheitelpunkt weit nach oben.

Lenke deine Aufmerksamkeit nun auf deinen Atem. Lasse ihn tief und gleichmäßig fließen und stelle dir vor, dass dein Atem an deiner Wirbelsäule entlang nach unten bis in dein Becken und anschießend nach oben und außen aus deinem Scheitelpunkt herausfließt. Spüre diesem Atemfluss eine Weile nach.

Stelle dir nun vor, wie sich nach und nach aus deinem Scheitelpunkt Strahlen ausbreiten, so, als würdest du eine kleine Sonne direkt auf deinem Kopf tragen. Lasse die Strahlen sich ausbreiten, strahle weit in den Raum hinaus und nimm die Energie deiner Sonne in dir auf. Spüre das Göttliche in dir und in allen Lebewesen um dich herum!

Kehre langsam zurück mit deiner Aufmerksamkeit zu deinem Atem. Spüre ganz bewusst die Ruhe deines Geistes und die Energie, die durch deinen Körper fließt. Bleibe noch für einige Atemzüge in deiner Haltung sitzen.Bringe dann langsam Bewegung zurück in deine Hände und mache dir deinen Körper wieder ganz bewusst. Nimm deine Hände noch einmal vor deine Stirn, verneige dich vor dir selbst und vor allen Lebewesen. Alles steht miteinander in Verbindung.

Das Licht in mir erkennt das Licht in dir - Namasté.

ANHANG

1 LITERATURVERZEICHNIS

1. Easwaran, E. (2008). *Die Upanischaden*. München: Goldmann.
2. Hackenberg, R. & Skuban , R. (2015). *Das Chakra Yoga Praxisbuch*. Grafing: Aquamarin Verlag.
3. Jaschiniok, Ch. (2012). *Skript für DTB Kursleiter/in Yoga*. Frankfurt: DTB.
4. Klein, M. (1999). *Schmetterling und Katzenpfoten. Sanfte Massagen für Babys und Kinder*. Münster: Ökotopia Verlag.
5. Larsen, Dr. med., Ch., Wolff, Ch. & Hager-Forstenlechner, E. (2012). *Medical Yoga Anatomisch richtig üben*. Stuttgart: Trias Verlag.
6. Long, R. (2015). *Yoga Anatomie 3D. Band 1-4*. München: Riva Verlag.
7. Mittag, M. (2015) *Skript für DTB Kursleiter/in Yoga*. Hamburg: DTB.
8. Skuban, R. (2013). *Die Bhagavad Gita. Das Weisheitsbuch fürs 21. Jahrhundert*. München: dtv.
9. Skuban, R. (2011). *Patanjalis Yogasutra. Der Königsweg zu einem weisen Leben*. München: arkana.

2 DANK

An erster Stelle danke ich meiner Familie für ihre Geduld und Unterstützung während der Entstehung dieses Buches.

Des Weiteren danke ich dem Meyer und Meyer Sportverlag für die Möglichkeit, dieses Buch zu veröffentlichen.

Ein ganz besonderer Dank geht an Mareike und Henri und ebenso an Anna und Bo, die mir als ganz großartige Modelle zur Verfügung standen.

Ebenso danke ich Karen Martini von Welcome Baby Photography und Sylvia & Jochen Heinis von Heinis Fotografie für die wunderbaren Bilder.

Mein Dank gilt außerdem meinen Ausbilderinnen Martina Mittag und Sabine Boesinger und meinen Lehrern Sabrina Schmidt-Petersen, Carsten Bertram, Regina Fritsche und Mirjam Wagner, die mich auf meinem Yogaweg begleiten und immer wieder inspirieren. Auch danke ich dem gesamten Mare Health-Club & Spa-Team Schönkirchen für die vielen Yogastunden, die ich dort bereits unterrichten durfte und dafür, dass ich dieses Kurskonzept für Mütter, Väter und ihre Babys entwickeln und in die Tat umsetzen durfte. In diesen schönen Räumen entstanden auch die Bilder für die Übungen.

3 ÜBER DIE AUTORIN

Maria Eschstruth, geboren 1982 in Münster, ist Hebamme und Yogalehrerin. Sie lebt mit ihrem Mann und den drei Kindern in einem kleinen Ort bei Kiel in Schleswig-Holstein. Ihren ersten Beruf erlernte sie in der Universitätsstadt Marburg und arbeitete anschließend als freiberufliche Hebamme. Nach der Geburt ihres dritten Kindes nahm sie sich eine Auszeit und bekam das Angebot, im örtlichen Sportverein Yoga zu unterrichten. Sie besuchte einen Teacher-Training-Workshop bei Bryan Kest, der sie in dem Wunsch festigte, Yoga zu unterrichten. Daraufhin begann sie die Ausbildung zur Yogalehrerin in Hamburg über den Deutschen Turner-Bund bei Martina Mittag und Sabine Boesinger und erreichte 2021 ihre internationale, 500-Stunden-Anerkennung der International Yoga Alliance und den Abschluss einer Yinyoga-Ausbildung. Sie verfolgt ihren Ausbildungsweg weiterhin mit großer Freude und unterrichtet mittlerweile hauptberuflich Yoga.

4 BILDNACHWEIS

Coverfoto: Welcome Baby Photography
Fotos Innenteil: Welcome Baby Photography, Heinis Fotografie
Adobe Stock Fotos: S.15, 36, 50, 80, 102, 130, 140, 176
Lektorat: Dr. Irmgard Jaeger
Innenlayout & Satz: Anja Elsen
Bearbeitung 2. Auflage 2022: Katerina Georgieva
Cover & Umschlaggestaltung: Anja Elsen